W0256132

ISBN 978-3-662-27458-3          ISBN 978-3-662-28945-7 (eBook)
DOI 10.1007/978-3-662-28945-7

# X. Die Oberflächenspannung in Serum und Liquor[1].

Von

## O. KÜNZEL-Leipzig.

Mit 47 Abbildungen.

## Inhalt.



## Literatur.


ADLERSBERG: Die Oberflächenspannung der Körperflüssigkeiten bei normalen und pathologischen Zuständen. Wien. klin. Wschr. **38** (1925).
— u. SINGER: Oberflächenspannungsstudien III. Z. exper. Med. **46** (1925).
— u. SUGAR: Oberflächenspannungsstudien I. Z. exper. Med. **46** (1925).
ASCOLI: Die Meiostagminreaktion bei bösartigen Geschwülsten. Erg. inn. Med. **25** (1924).
— Die Spezifität der Meiostagminreaktion. Münch. med. Wschr. **57** (1910).
— u. IZAR: Meiostagminreaktion bei Typhus, Tuberkulose usw. Münch. med. Wschr. **57** (1910).
BABES: Bull. Assoc. franç. Étude Canc. **20** (1931).


---

[1] Aus der Medizinischen Universitätsklinik Leipzig (Direktor: Prof. Dr. BÜRGER).

BAKKER: Handb. d. Experimentalphysik v. WIEN u. HARMS **6**. Leipzig.
— Capillarität und Oberflächenspannung. Leipzig 1928.
BAUER: Gesetzmäßigkeiten der Oberflächenspannungsänderung nach Inaktivierung. Biochem. Z. **138** (1923).
— Entstehungsbedingungen des Carcinoms. I. u. II. Z. Krebsforsch. **20** (1923); **29** (1929).
— Physikalische Voraussetzungen der hysteret. Veränderungen. Arch. mikrosk. Anat. u. Entw.mechan. **101** (1924).
— Weitere Erfahrungen mit cancerogenen Stoffen. Arch. klin. Chir. **193** (1937).
— u. LASNITZKI: Oberflächenspannung und Metastasenhäufigkeit. Klin. Wschr. **1925 I**.
BECKMANN: Ist die Oberflächenspannung des Blutes eine konstante Größe? Klin. Wsch. **1926 I**.
BENNHOLD: Erg. inn. Med. **42** (1932).
— Med. Kolloidlehre. Herausgeg. v. LICHTWITZ, LIESEGANG u. SPIRO. Dresden u. Leipzig 1932/33.
BLUMENTHAL: Diagnostische Verwertbarkeit und Theorie der Meiostagminreaktion. Z. Immun.forsch. **24** (1915).
BOTAZZI: Azione della temperatura sui tessuti e sui loro componenti colloidali. Atti Accad. naz. Lincei **6** (1925).
— u. DE CARO: Sulle variazioni della resistenza elettrica dei muscoli causate da diversi agenti fisici et chemici. Atti Accad. naz. Lincei **6** (1925).
— — Ancora sulle variazioni della resistenza electrica dei muscoli causate da soluzioni aventi diverso valore di $p_H$. Atti Accad. naz. Lincei **6** (1925).
BRINKMANN: Resistance osmotique et phosphatides du sang. Arch. néerl. Physiol. **7** (1922).
— u. VAN DAM: Permeabilität der roten Blutkörperchen für Traubenzucker. Biochem. Z. **108** (1920).
— — Eine einfache und schnelle Methode zur Bestimmung der Oberflächenspannung. Münch. med. Wschr. **1921 II**.
— u. VAN DE VELDE: Nachweis einer momentanen Zunahme von capillaraktiven Substanzen des Kaninchenblutes unmittelbar nach direktem oder indirektem Vagusreiz. Pflügers Arch. **207** (1925).
— — Lypolytische Theorie der Hämolyse. Biochem. Z. **155** (1925).
— u. SZENT GYÖRGYI: Wirkung capillaraktiver Stoffe auf die Permeabilität von Kolloidmembranen. Biochem. Z. **139** (1923).
BUGLIA: Veränderungen der Oberflächenspannung des Blutserums unter Einfluß von verschiedenen Elektrolyten. Biochem. Z. **11** (1908); **36** (1911).
BÜRGER: Der Cholesterinhaushalt beim Menschen. Erg. inn. Med. **34** (1928).
DE CARO: Il punto isoelettrico della mioproteina e il potere regulatore dell succo muscolare. Atti Accad. naz. Lincei **9** (1929).
— Tensione superficiale di soluzione di gelatina a diversa concentrazione degl' idrogenioni. Atti Accad. naz. Lincei **9** (1929).
— Peso moleculare della mioproteina (determinato) col metodo della tensione superficiale secondo Lecompe du Nouy. Atti Accad. naz. Lincei **9** (1929).
CATORETTI u. MICHELI: Meiostagminreaktion bei bösartigen Geschwülsten. Münch. med. Wschr. **1910 II**.
CHOCHLOV: Ref. in: Z. Krebsforsch. **29** (1929).
COOK: Chemistry and biological properties of the carcinogenic substances. Erg. d. Vitam.- u. Horm.-Forsch. **38** (1938).
DATTNER: Moderne Therapie der Neurosyphilis. Wien: Maurich-Verlag 1933.
DEBYE: Neuere Forschung über den Bau der Moleküle. I. Physik. Z. **21** (1920).
— Neuere Forschung über den Bau der Moleküle. II. Physik. Z. **22** (1921).
DEGKWITZ: Lipoide und Ionen. Dresden u. Leipzig: Steinkopff 1933.
— Lipoidantagonismen. Erg. Physiol. **32** (1931).
DEMME: Die Liquordiagnostik. Lehmann-Verlag 1935.
DOMAGK: Experimentell erzeugte Lebercirrhose beim Kaninchen. Z. Krebsforsch. **29** (1929).
DONNAN: Natur der Seifenemulsionen. Z. physik. Chem. **31** (1899).
DYNSCHITZ: Über einige physikalisch-chemische Eigenschaften des Blutserums bei experimenteller Anämie. Z. exper. Med. **69** (1930).
ESKUCHEN: Neue deutsche Klinik **6** (1930).

Eskuchen u. Likint: Einzelbeiträge zur normalen und pathologischen Physiologie des Liquor cerebrospinalis. Dtsch. med. Wschr. 53 (1927).

Freundlich: Capillarchemie. Leipzig 1930.

Gibbs, J. W.: Thermodynamische Studien. Leipzig 1892.

Gabbe u. Simchowitz: Oberflächenspannung des Blutserums und Blutplasmas. Z. exper. Med. 41 (1924).

Grafe u. Magistris: Zusammenhang zwischen Vitaminwirkung und Oberflächenaktivität der Phosphatide. Biochem. Z. 177 (1926).

Hahn: Kolloidbiologische Studien zur Oberflächenaktivität und Vitaminwirkung. Pflügers Arch. 208 (1925).

— Zur Kolloidchemie des Vitaminproblems. Kolloid-Z. 36 (1925).

— Über die Einwirkung oberflächenaktiver Substanzen auf die Wachstumsformen des Soor neonatorum zur kolloidbiologischen Theorie der wasserlöslichen Vitamine. Kolloid-Z. 40 (1926).

— Vitaminwirkung und Oberflächenaktivität. Biochem. Z. 222 (1930).

Harkins: Kolloid. Symposion. Monograph. 1925.

— and Cheng: Orientation of mols in surfaces cohesion, adhesion, tensile strength, tensile energy, native surface energy, interfacial tension a. mol. atraktion. J. amer. chem. Soc. 43 (1921).

— and Humphrey: Drop wt. method for detn. of surface tension. J. amer. chem. Soc. 38 (1915).

— and Ewing: High pressure due to adsorption and the density and vol. relations of char- coal. J. amer. chem. Soc. 39 (1915).

— and Brown: Detn. of surface tension (free surface tension) and the wt. of falling drops-surface tension of water and benzene by the capillary height method. J. amer. chem. Soc. 41 (1919).

— and King: Elektromagnetic hypothesis of the kinetics of heterogeneous equil., the structure of liquids and cohesion. J. amer. chem. Soc. 41 (1919).

Hercik: Oberflächenspannung in der Biologie und Medizin. Dresden: Steinkopff 1934.

— Zusammenhang zwischen Wasserstoffionenkonzentration, Oberflächenspannung und Wachstumsgeschwindigkeit. Protoplasma (Berl.) 5 (1928).

— Photocapillare Reaktion der Pflanzenphosphatide. Biochem. Z. 198 (1928).

— Roussarkom. Z. Krebsforsch. 32 (1930).

— Monomolekulare Schichten bei Eiweißkörpern. Kolloid-Z. 56 (1931).

Izar: Die Natur der Meiostagminreaktion bei bösartigen Geschwülsten. Z. Immun.forsch. 21 (1914).

Kafka: Theorie und Technik der Liquoruntersuchung. Handb. f. Haut- u. Geschlechtskrankheiten 17. Berlin: Julius Springer 1929.

— Die Cerebrospinalflüssigkeit. Leipzig u. Wien: Deutike-Verlag 1930.

— Handb. d. biol. Arbeitsmethoden. Berlin u. Wien: Urban & Schwarzenberg 1933.

— Funktionengenetische Liquoranalysen. Z. Neur. 135 (1931); 140 (1932); 146 (1932).

— Liquor bei kongenitaler Syphilis funktionell-genetisch betrachtet. Arch. f. Psychiatr. 101 (1934).

Kagan: Oberflächenspannung in Extrakten aus malignen Tumoren. Z. Krebsforsch. 21 (1924).

Kaunitz u. Kent: Über die klinische Bedeutung von Veränderungen der Oberflächenspannung des Blutes. Z. klin. Med. 131 (1937).

Keller: Neueres zur Liquordiagnose. (Eine Mikro- und Schnellmethode zur Bestimmung der Eiweißreaktion.) Münch. med. Wschr. 1933, Nr 36, 1418.

— u. Künzel: Untersuchungen der Oberflächenspannung im normalen und pathologischen Liquor cerebrospinalis. Dtsch. Z. Nervenheilk. 143 (1937); 148 (1939).

— — Über die Oberflächenaktivität der wasserlöslichen Vitamine. Z. exper. Med. 103 (1938).

— — Untersuchungen der Oberflächenspannung im normalen und pathologischen Serum. II u. III. Z. klin. Med. 134 (1938); 136 (1939).

Kelling: Die Brauchbarkeit verschiedener Organextrakte für die Ascolische Meiostagminreaktion bei Krebserkrankungen. Wien. klin. Wschr. 1911 II.

Kisch: Die Messung der Oberflächenspannung als physiologische und klinische Methode. Münch. med. Wschr. 1921 II.

KISCH u. REMERTZ: Oberflächenspannung des Serums und Liquor cerebrospinalis bei Mensch und Tier. Münch. med. Wschr. **1914 II**.

— — Capillarimetrische Untersuchungen am Serum und Liquor cerebrospinalis. Internat. Z. physik.-chem. Biol. **1914**.

KOPACZEWSKY: Eine frühzeitige Diagnose der Neubildungen. Z. Krebsforsch. **42** (1935).

— Theorie et pratique d. Coll. en biol. et en med. Paris 1923.

KÖTTGEN: Zur Physiologie des Alters. Z. exper. Med. **98** (1936).

KRAJEWSKY u. WWEDENSKY: Die Oberflächenaktivität der Gallensäuren. Biochem. Z. **191** (1927).

KRÜGER: Die Senkungsgeschwindigkeit der Erythrocyten. Z. Biol. **141** (1923).

KÜNZEL: Untersuchung der Oberflächenspannung im normalen und pathologischen Liquor. Dtsch. Z. Nervenheilk. **139** (1936).

— Über die Oberflächenaktivität der Vitamine. Z. exper. Med. **103** (1938).

— Untersuchungen der Oberflächenspannung im normalen und pathologischen Serum. I.—IV. Z. klin. Med. **133** (1938); **134** (1938); **136**, 507 (1939); **136**, 631 (1939).

— Behandlung der Meningitis epidemica mit Spülungen. Dtsch. med. Wschr. **139 I**.

KÜRTEN: Die Gerinnung des Blutes. Klin. Wschr. **1937 II**.

KYLIN: Studien über die Ödemausschwemmung. Z. klin. Med. **113** (1930).

— Studien über den kolloidosmotischen Druck. Z. exper. Med. **72** (1931); **77** (1931).

LANGMUIR: Dissociation of H into atoms, mechanism of the reaction constitution a. fundamental properties of solids and liquids. J. amer. chem. Soc. **38** (1916).

— Constitution a. fundamental properties of solids and liquids. J. amer. chem. Soc. **39** (1917).

LASNITZKI u. BAUER: Oberflächenspannung und Metastasenhäufigkeit. Klin. Wschr. **1925 I**.

— u. FARMER-LOEB: Untersuchungen über die Adsorption an hydrophile Kolloide. Biochem. Z. **146** (1923).

LAUBER: Experimentelle Untersuchungen zur Frage der therapeutischen Wirkung carcinogener Kohlenwasserstoffe in der Behandlung des Krebses. Z. exper. Med. **105** (1939).

LENARD: Über die Schwingungen fallender Tropfen. Ann. Physik **30** (1887).

— Oberflächenspannungsmessung nach der Abreißmethode und Oberflächenspannung des Wassers. Ann. Physik **74** (1924).

— Oberflächenspannungsmessungen. Wied. Ann. **38** (1887).

LIEBOLD: Ein einfaches Verfahren zur Eiweißbestimmung im Liquor cerbrospinalis. Inaug.-Diss. Leipzig 1934.

LOEB-FARMER: Elektrodialyse. Biochem. Z. **136** (1923).

— - — Wesen der Meiostagminreaktion. Biochem. Z. **146** (1924).

LOEB, J.: Proteins and the theory of colloidal behavoir. New York 1922.

LOUROS u. GAESSLER: Über den allgemeinen Stoffwechsel bei Uteruscarcinomen. Z. Krebsforsch. **28** (1929).

MAGISTRIS: Lipoide mit besonderer Berücksichtigung der neueren Ergebnisse der Lipoidforschung. Erg. Physiol. **31** (1931).

MERTENS: Beobachtungen an Teertieren. Z. Krebsforsch. **20** (1923); **29** (1929).

MEYER, ROB.: Arch. exper. Path. **42** (1899).

MICHAELIS: Die Wasserstoffionenkonzentration. Berlin 1914.

— Praktikum der phys. Chemie. Berlin 1931.

DU NOUY: Équilibres superficiels des solutions colloidales. Paris 1929.

OKUNEFF: Oberflächenaktivität des Farbstoffes Trypanblau an verschiedenen Grenzflächen. Biochem. Z. **187** (1927).

OSTWALD, WO.: Über die Änderung physikalisch-chemischer Eigenschaften im Übergangsgebiet zwischen kolloiden und molekulardispersen Systemen. Kolloid-Z. **49** (1929).

— Osmose und Solvatation disperser Systeme. Z. physik. Chem. **159** (1932).

PAULY u. RONA: Physikalische Zustandsänderungen der Kolloide. Beitr. Chem. Physiol. Path. **2** (1902).

PFLÜGER: Beiträge zur Lehre von der Respiration. Pflügers Arch. **10** (1875).

PINES u. JOFFE: Senkungsgeschwindigkeit der roten Blutkörperchen (SR.) und Oberflächenspannung. Biochem. Z. **211** (1929).

PLAUT u. PRUCKNER: Zur Bestimmung des Cholesterins im Liquor cerebrospinalis. Z. Neur. **154** (1935).

PLAUT u. RUDY: Cholesteringehalt des Liquor cerebrospinalis. Beziehungen zwischen Blut und Liquor. Z. Neur. **146** (1933).

PORGES u. NEUGEBAUER: Physikalisch-chemische Untersuchungen über Lecithin und Cholesterin. Biochem. Z. **1907**.

RABINER: Ref. in: Z. Krebsforsch. **29** (1929).

RALEIGH: On the capillary phenomena of Jets. Proc. roy. Soc. Lond. **29** (1879).

REHBINDER: Messungen der Temperaturabhängigkeit der Oberflächenenergie von Lösungen und biologischen Flüssigkeiten für die Bewertung der Oberflächenaktivität gelöster Stoffe. Biochem. Z. **187** (1927).

— Abhängigkeit der Oberflächenaktivität und der Oberflächenspannung der Lösungen von der Temperatur und Konzentration. I. Z. physik. Chem. **111** (1924).

REMESOW: Physikalisch-chemische Untersuchungen über den kolloidalen Zustand des Cholesterins, Cholesterinester und Lecithins. Biochem. Z. **218** (1930); **288** (1936).

ROFFO: Cholesteringehalt des Liquors. I. Bol. Inst. Med. exper. Canc. Buenos Aires **3** (1927).

— u. DEGIORGI: Cholesteringehalt des Liquors. II. Bol. Inst. Med. exper. Canc. Buenos Aires **4** (1928).

RONA u. DEUTSCH: Untersuchungen über Cholesterin und Lecithinsuspensionen. Biochem. Z. **171** (1926).

SAMSON: Erg. inn. Med. **41** (1931).

SAITSCHENKO: Altersveränderungen der Oberflächenspannung des Blutserums. (Ein Beitrag zur Frage der Altersdisposition für Krebs.) Biochem. Z. **219** (1930).

— Ref. in: Z. Krebsforsch. **1930**.

SAUER: Die Oberflächenspannung des Blutserums unter normalen und pathologischen Bedingungen, besonders bei der Lungentuberkulose. Biochem. Z. **168** (1926).

— Die Oberflächenspannung des Serums. Z. Immun.forsch. **72** (1924); **73** (1925).

SCHMITT: Kolloidreaktionen von Rückenmarksflüssigkeiten. Dresden u. Leipzig: Steinkopff 1932.

SALOWIEV: Die Oberflächenspannung des Serums Gravider und Krebskranker. Z. Krebsforsch. **22** (1925).

SÖRENSEN: Proteins. New York 1925.

STAMMLER: Tumorreaktionen mit besonderer Berücksichtigung der Meiostagminreaktion. Münch. med. Wschr. **1911**.

STEPP: Fütterung mit lipoidfreier Nahrung. Biochem. Z. **22** (1909).

STERN: Sensibilisierung mit lipoidfreier Nahrung. Biochem. Z. **187** (1927); **218** (1930).

— Klinische Bedeutung des Cholesterins in der Galle und im Blutserum. Arch. exper. Path. **112** (1926).

THEORELL: Studien über Plasmalipoide des Blutes. Biochem. Z. **223** (1930).

TOMANEK: Ref. in: Ber. Physiol. **57** (1931).

TOMINAGA: Bestimmung der Oberflächenspannung biologischer Flüssigkeiten mit der Torsionswaage. I. u. II. Biochem. Z. **140** (1923); **141** (1923).

TRAUBE: Capillaranalysen. Abderhaldens Handb. d. biol. Arbeitsmethoden **5 II**. Berlin u. Wien 1912.

— Die Bedeutung der Oberflächenspannung im Organismus. Pflügers Arch. **105** (1904).

— Carcinom, Pflanzenwachstum, Oberflächenspannung und Permeabilität. Z. Krebsforsch. **28** (1929).

— u. BLUMENTHAL: Oberflächendruck und ihre Bedeutung in der klinischen Medizin. Z. exper. Path. **220** (1905).

VOGT: Das Cholesterin im Liquor cerebrospinalis und seine Beziehungen zu anderen Liquorbefunden. Inaug.-Diss. Leipzig 1936.

WALTER: Ergebnisse der Liquorforschung. Arch. f. Psychiatr. **101** (1934).

WATERMANN: Physikalisch-chemische Untersuchungen über das Carcinom. Biochem. Z. **133** (1922).

WEIGELT: Regelmäßige Unterschiede in der Zusammensetzung des Liquors an verschiedenen Stellen des Subarachnoidalraumes. Münch. med. Wschr. **68** (1921).

WWEDENSKY: Oberflächenenergie einiger physiologischer Flüssigkeiten. Biochem. Z. **188** (1927).

ZUNZ: Recherches sur les Modefications de la Tension superficielle dynamique du Plasma et du Serum. Erg. Physiol. **24** (1925).

## 1. Einleitung.

Seit mehreren Jahrzehnten steht das Studium der Säfte, die namentlich in chemischer Beziehung weitgehend erforscht wurden, im Vordergrund des Interesses. Dabei trat im Lauf der Zeit eine weitgehende Wandlung in der Anschauung über die Wichtigkeit der einzelnen Bestandteile ein. Pflüger war noch der Ansicht, daß hauptsächlich dem lebenden Eiweiß im Zellgeschehen eine aktive Rolle zuzuschreiben sei, während die Bedeutung der Kohlehydrate weitgehend in den Hintergrund trete und die Fette nur grobmechanische Funktion hätten. Allmählich kam es aber zu einer Verschiebung der Anschauungen, und die Bedeutung der Lipoide wurde immer mehr in den Vordergrund gerückt. Besonders durch die Permeabilitätstheorie von Overton, die das Eindringungsvermögen verschiedener Stoffe in die Zelle von ihrer Fettlöslichkeit abhängig macht, rückten die Fette und fettähnlichen Stoffe in eine gleichrangige Stellung wie die Eiweißkörper und Kohlehydrate. Die Wichtigkeit der Lipoide wurde noch weiter betont durch die Narkosetheorie von Meyer, die besagt, daß die narkotische Kraft einzelner Stoffe in einem direkten Verhältnis mit ihrer Fettlöslichkeit steht. Als logische Folgerung wurde dann von diesen Autoren eine fettähnliche Zellhülle angenommen, und damit war den Fetten eine fundamentale Aufgabe im Zellgeschehen zugeteilt.

In neuerer Zeit erklärten Hopkins, Stepp u. a. die Zellipoide als spezifische, lebende Substanz im Zellstoffwechsel, die eine maßgebliche Rolle im Leben des einzelnen Organismus spielen und für den normalen Ablauf des Lebens unerläßlich und durch keine anderen Stoffe ersetzbar sind.

Das weitere Studium der Lipoide ergab nun, daß diese zum Teil im lebenden Organismus Wirkungen zeigen, die nicht mehr mit chemischen Reaktionen erklärt werden können. Es muß sich um Vorgänge handeln, die sich auf einer anderen Ebene abspielen. Bei den Vitaminen sind die wirksamen Mengen so klein, daß es schon aus quantitativen Gründen unmöglich erscheint, daß ihre Wirkung durch chemischen Um- oder Abbau der wirksamen Substanzen erzielt werden kann. Ähnliche Schwierigkeiten ergeben sich beim Studium des Cholesterins. Bei ihm ist es weniger die rein quantitative Überlegung, die zu einer Ablehnung der chemischen Auffassung führen mußte, als die Tatsache, daß das Cholesterinmolekül chemisch außerordentlich schwer angreifbar ist, so daß es heute überhaupt fraglich erscheint, ob der lebende Organismus die Möglichkeit besitzt, das Cholesterin chemisch zu verändern. Bei der gefundenen Zellkonzentration dieses Stoffes muß aber angenommen werden, daß er als wichtiger Zellbaustein in Betracht kommt und wahrscheinlich auch Stoffwechselfunktionen besitzt. Dieser Ansicht waren auch schon Overton und Meyer, die das Cholesterin als physikalisches Lösungsmittel in der Zellgrenzschicht betrachteten.

Damit ergeben sich zwei grundlegende Fragestellungen:

1. Die physikalische Frage: Wirken einzelne Serumbestandteile durch ihre Gegenwart auf ihre Umgebung und auf die Struktur der Zellen, die sie umspülen, und was hat diese Tatsache für praktische und theoretische Konsequenzen?

2. Die chemische Frage: Aus welchem Bestandteil besteht das Serum und was für Resultate ergeben chemische Reaktionen?

Die chemische Ansicht erwartet also eine Funktion nur durch Auf-, Um- oder Abbau der Serumbestandteile, während die physikalisch-chemische Betrachtungsweise die Kräfte, die die Moleküle der gleichen oder verschiedenen Stoffarten aufeinander ausüben, ohne sich dabei chemisch zu verändern, zu ergründen sucht.

Daß beide Betrachtungsweisen wichtig sind, braucht nicht besonders betont zu werden, aber ebenso sicher ist, daß die chemische Betrachtungsweise allein nicht genügt, was schon aus dem Studium der Narkose hervorgeht.

Es mußte nun gezeigt werden, ob chemisch schwer angreifbare Substanzen, die zelleigen sind und denen als weitere Eigenschaft noch die Wasserlöslichkeit fehlt, in physiologischen Konzentrationen und Zustandsformen die Funktion von lebenden Zellen meßbar beeinflussen können. Daraus könnte dann geschlossen werden, daß diese Zellbestandteile wesentliche unersetzbare physikalische Funktionen auslösen. Tatsächlich kann das Cholesterin an lebenden Einzelzellen Wirkungen entfalten, die nicht schwächer sind und nicht weniger lebenswichtig als die chemischen. Es muß dabei noch darauf geachtet werden, daß diese Stoffe ihre Wirkung nicht spontan entfalten können, sondern daß sie erst in eine wirksame Zustandsform gebracht werden müssen. Das Cholesterin kann, in geringer Konzentration und wirksamer Zustandsform an die Zelle herangebracht, nach DEGKWITZ tödlich wirken.

Mit der Annahme, daß gewisse physiologische Wirkungen von Serumbestandteilen auf ihre physikalischen Eigenschaften zurückgeführt werden müssen, ist das Ziel nachstehender Untersuchungen gekennzeichnet. Der nächste Schritt ist nun, sich für eine Methode zu entscheiden, mit der diese Wirkung nachgewiesen werden soll. Dabei ergibt sich als relativ einfache Methode die Messung der Grenzflächenspannung. Die Grenzflächenspannung ist Ausdruck der physikalischen Wirkung verschiedenartiger und gleicher Moleküle aufeinander, und zwar sind es die anziehenden und abstoßenden Kräfte, die dabei eine Rolle spielen. Vorauszuschicken ist, daß die physikalische Wirkung von Substanzgemischen wie Protoplasma oder Serum bestimmt wird durch die Art der räumlichen Anordnung und Strukturierung verschiedener Elementarteile und durch den Grad ihrer gegenseitigen Anziehungen oder Abstoßungen. In einem so verschiedenartigen System mit ineinander unlöslichen, aber untereinander fein verteilten und in gegenseitigem innigem Kontakt stehenden Phasen wie Protoplasma oder Serum sind aber Gleichgewichte und eine strukturelle Beständigkeit nur möglich, wenn die zwischen den Molekülen gleicher Art herrschenden und die an den Phasen grenzenden wirksamen intermolekularen Kräfte im Gleichgewicht stehen. Eine Veränderung in dieser Struktur kann meßbare Unterschiede und Veränderungen in der Grenzflächenspannung geben.

Vorauszuschicken wäre noch, daß neben der Größe des Moleküls und der übermolekularen Aggregate auch ihre Gestalt ein wesentlicher Faktor für ihre physikalische Aktivität sind. Es hat sich nämlich gezeigt, daß bei gleichen Molekülvolumen solche Moleküle am wirksamsten sind, deren Gestalt am unsymmetrischsten ist. Es steigt also mit dem Grad der Anisodiametrie ihr Einfluß auf die Grenzflächenstruktur und Phasengleichgewichte.

Es soll nun im einzelnen von den Kräften die Rede sein, die zwischen gleich- und verschiedenartigen Molekülen wirksam sind und die Struktur der Stoffgemische bedingen. In einem polyphasischen System wie das Serum, das aus Wasser, Protein, Kohlehydraten, Lipoiden und Mineralien besteht, müssen die intermolekularen Kräfte, die in und zwischen den Phasen wirksam sind, in einem Phasengleichgewicht stehen. Dieses Phasengleichgewicht ist abhängig von der Höhe der Kohäsionen, die zwischen den Molekülen dieses Stoffes herrschen (Blumenthal). Die Stärke der Anziehung, die ein Lösungsmittel auf diese Stoffe ausübt, hängt davon ab, ob es sich um Einzelmoleküle handelt (echt gelöst) oder ob Molekülaggregate in das betreffende Lösungsmittel übergehen (kolloide Lösung). Wie schon oben erwähnt, spielt bei der Oberflächenwirkung die Gestalt und Größe der Einzelteilchen eine besondere Rolle, und zwar so, daß mit Zunahme der Größe und Unregelmäßigkeit der Gestalt die Oberflächenaktivität steigt. Daher sind die kolloiden Lösungen von hoher Wirksamkeit.

Im Serum kommen nun sicher Kolloide vor, dabei ist jedes kolloidale Teilchen als eine Phase zu betrachten, da es gegenüber des Lösungsmittels eine scharf definierte Grenzfläche besitzt. An den Grenzflächen entstehen aber Energien, der Energiegehalt ist darauf zurückzuführen, daß es durch das Hinströmen zum Minimum zu einer Arbeitsleistung der einzelnen Moleküle kommt, die uns meßbar ist.

Diese Arbeitsleistung ist durch die Grenzflächenspannung in Zahlen ausdrückbar. Es handelt sich also um neue chemisch-physikalische Probleme, die einerseits die Oberflächenstruktur betreffen, andererseits sind es solche Probleme, die sich mit den an ihrer Oberfläche abspielenden Reaktionen beschäftigen. Die Messung der Oberflächenspannung an der Phase Flüssigkeit:Luft ist nicht anders als die Messung der Grenzflächenspannung zwischen diesen beiden. Es muß aber gleich betont werden, daß die Grenzflächenspannung an den Phasengrenzen Flüssigkeit:Flüssigkeit, wie sie zwischen Protoplasma und Serum in der Regel vorhanden sind, nicht mit der zwischen Flüssigkeit:Gas vergleichbar sind. Es ist jedoch nicht möglich, Grenzflächenspannungen an der Phase Serum: Zelle zu untersuchen, sondern wir müssen uns damit behelfen, Säfte zu entnehmen und zu sehen, ob ihre Spannung zu einer gasförmigen Phase, in unserem Falle Luft, irgendwie durch Vorgänge im Körper verändert worden ist, und außerdem feststellen, ob diese Veränderungen gewisse Gesetzmäßigkeiten bei bestimmten Krankheiten zeigen. Dabei muß angenommen werden, daß diese gemessenen Werte von normalen und pathologischen Säften als ein Resultat des chemisch-physikalischen Ausgleichs zwischen verschiedenartigen Kolloidsystemen anzusehen ist. Rückschließend kann dann gesagt werden, daß aus einer Strukturänderung auf eine gleichzeitige Funktionsänderung der Systeme geschlossen werden kann, da die Funktion eines kolloiden Systems direkte Folge seiner chemisch-physikalischen Struktur ist. Nimmt man nun die Zelle, also ein biologisches System, an und die umspülenden Säfte als ein anderes, so kommt es an den Grenzen zu Reaktionen, die im Austausch von physikalisch-chemischen Energien bestehen. Maßstab der erfolgten Reaktion ist der erreichte Energiezustand, der durch bestimmte physikalische Methoden, in unserem Fall die Oberflächenspannung, bestimmbar ist.

## 2. Die Theorien der Oberflächenspannung.

Die älteste Theorie, die viel Beachtung fand und die viele Erscheinungen der Oberflächenaktivität erklärt, wenn sie auch heute nicht mehr völlig befriedigen kann, stammt von van der Waals und Bakker, sie wird die *„thermo-*

*dynamische Theorie"* genannt. Die Theorie besagt, daß die Materie aus Molekülen besteht, die sich in unaufhörlicher Bewegung befinden, sobald sich die Temperaturen über dem absoluten Nullpunkt bewegen. Nach BAKKER ist die Bewegung um so stärker, je weiter sich die Temperatur vom absoluten Nullpunkt entfernt, und zwar ist die Temperatur dem Quadrat der Geschwindigkeiten proportional. Damit wären die 3 Aggregatzustände lediglich Ausdruck der verschiedenen Molekülbewegungen und ihre Abhängigkeit von der Temperatur gegeben.

In Gasen ist nach diesen Autoren die gegenseitige Beeinflussung der Moleküle sehr gering, ihre Bewegungen sind völlig ungeordnet, so daß es zu Rotationsbewegungen und Zusammenstößen kommt. Der Druck, den das Gas auf eine angenommene Wand ausübt, wäre dann der Zahl der einzelnen Molekülstöße direkt proportional. Verdünnt man nun die Gase bis zu einem gewissen Grade, so daß die Annahme berechtigt erscheint, daß eine gegenseitige Beeinflussung der Moleküle nach Lage der Dinge praktisch nicht mehr zu berücksichtigen wäre, so könnte damit die reine kinetische Energie der Moleküle bestimmt werden.

Im Gegensatz dazu spielt bei dem festen Körper die potentielle Energie eine dominierende Rolle. Hier stehen die Einzelmoleküle in einem sehr regen Kräfteaustausch zueinander, daher kann es nur zu beschränkten, pendelartigen Bewegungen kommen, die sich gegenseitig stark beeinflussen und abbremsen. Das Wichtigste dabei ist, daß nur ein Teil davon kinetische Energie, der andere aber potentielle Energie ist.

Die Flüssigkeiten stehen zwischen beiden Extremen, die Bewegungen sind freier als bei den festen Körpern, jedoch geringer als bei den gasförmigen. Die Einzelmoleküle bleiben im Wirkungsbereich der anderen Moleküle, und Zusammenstöße dürften damit häufiger sein. Jedoch ist durch die gegenseitige Beeinflussung die Grenzfläche genau definiert. Aus den Ausführungen ergibt sich, daß auch hier potentielle wie kinetische Energie im Spiele ist, der Energieüberschuß an den Grenzflächen ist jedoch rein potentiell.

LANGMUIR und HARKINS versuchten nun, die Beobachtungen obenstehender Autoren noch weiter auszubauen und mit ins einzelne gehenden Feststellungen zu belegen. Das führte zur Aufstellung der *chemischen Theorie*. Das Wichtigste und grundsätzlich Neue an ihrer Lehre ist, daß die Grenzflächenwirkung nicht mehr auf das Gesamtmolekül, sondern auf Molekülbestandteile bezogen wird. Von ihnen wurde dann besonders die Ungleichheit (Anisodiametrie) der Moleküle als Hauptfaktor festgestellt und eingesetzt. Nach HARKINS haben einzelne Molekülbestandteile nach außen in verschiedener Richtung völlig verschiedene Wirkungen. Ihre Einflüsse auf andere Moleküle beträfe damit wiederum nicht das Gesamtmolekül, sondern nur Teile desselben, die beeinflußt und sogar verändert werden können. Auf diese Weise käme es auf Umwegen doch zu einer Änderung des Gesamtmoleküls, und sie hätten damit ordnenden und richtenden Einfluß auf die Massenteilchen. LANGMUIR konnte dabei beweisen, daß mit der Anisodiametrie die Vielfältigkeit des Einflusses steigt. Er nimmt noch weiter an, daß organische Stoffe, wie sie im Serum und Liquor vorkommen, sehr unsymmetrische und langgestreckte Gebilde sind. Sie führen daher die Grenzflächenspannung auf eine Orientierung der Moleküle in die Grenzfläche zurück.

Der Energieüberschuß, der dann meßbar ist, ist Ausdruck von chemischen Nebenvalenzen, die ungesättigt sind und in die angrenzende Phase hineinragen.

Diese Behauptung geht auf folgende Beobachtung zurück: Wird eine dünne Ölschicht über Wasser hergestellt, so wird die Oberflächenspannung des Wassers herabgesetzt. Dabei sind Beziehungen zwischen der Dicke der Ölschicht und der Größe der Spannungssenkung feststellbar. Es wird aber weiter gefunden, daß sich die Spannungsänderung nicht gleichmäßig vollzieht, sondern bei einer gewissen Schichtdicke plötzlich auftritt, die Schichtdicke entspricht einer ziemlich hohen Verdünnung. Ist die Konzentration höher, so nähert sich die Spannung der des reinen Öles. Die kritische Dicke ist für jeden Stoff bestimmt und ist nach anderen Feststellungen nur dann nachzuweisen, wenn sie mindestens *einer* zusammenhängenden Schicht von Ölmolekülen entspricht.

Langmuir ging nun der Frage nach, im einzelnen festzustellen, warum es stets zu einer spontanen Bildung von monomolekularen Ölfilmen auf Wasser kommt. Er nimmt nach seiner Untersuchung an, daß die Bildung von monomolekularen Schichten auf die anziehenden Kräfte zwischen Wasser und Ölsäure zurückzuführen sind. Würden sich aber die anziehenden Kräfte auf das Gesamtmolekül erstrecken, so dürfte es nicht zu einer Ausbreitung auf dem Wasser, sondern zu einer Lösung der Ölsäure im Wasser kommen. Nach Langmuir können wir uns daher die Bildung eines Ölfilmes nur so vorstellen, daß ein Teil des Fettsäuremoleküls, das durch Molekülbewegung an den Rand der Schicht, also in die Nähe des Wassers kommt, vom Wasser angezogen wird. Der andere Teil dagegen wird von den Fettmolekülen festgehalten, so daß ein Eintauchen des Gesamtmoleküls unmöglich wird. Es müssen demnach zwischen den verschiedenen Teilen des Ölsäuremoleküls verschieden starke Kräfte herrschen, und zwar so, daß zwischen den Teilen, die außerhalb des Wassers sind, die zusammenhaltenden Kräfte größer als die Anziehungskraft des Wassers ist. Nach Langmuir ist nun der vom Wasser angezogene Molekülteil der Fettsäure die COOH-Gruppe. Die Rolle der COOH-Gruppe können aber alle anderen Gruppen, die Nebenvalenzen besitzen, übernehmen, z. B. OH, CHO, CN, SH, $NO_2$, $CH=CH_2$, $C=CH$. Ist diese Theorie richtig, so muß die Fläche einer möglichst nahe zusammengedrängten Anzahl von Molekülen nicht von der Größe der Gesamtmoleküle, sondern von der Existenz und Beschaffenheit und Anzahl derartig aktiver Gruppen abhängen. Dies konnte Langmuir expiementell wahrscheinlich machen.

Harkins ging nun weiter der Frage nach, warum sich die Moleküle in der Grenzfläche orientieren. Auf völlig anderem Wege kommt er zu denselben Schlüssen, Harkins sagt, daß, wie bekannt, jede Flüssigkeit bestrebt ist, spontan das Grenzflächenminimum einzunehmen. Grenzt nun eine Flüssigkeit mit aktiven Substanzen an eine Phase mit geringer Oberflächenaktivität, so entsteht ein starker Energieabfall. In der Regel orientieren sich aber die Moleküle in der Grenzfläche wie überall in der Physik so, daß der Übergang von einer Phase zur anderen möglichst fließend ist. Daraus wäre zu schließen, daß die aktivste Gruppe zum Wasser gewendet wird, da sie mit diesem außerdem noch chemisch verwandt ist.

Die *elektrische Thorie* von Debye ist der chemischen von Harkins in ihren Grundzügen und Schlüssen sehr ähnlich. Debye geht von der Annahme aus, daß die anziehenden Kräfte zwischen den Molekülen nicht mechanischer Art sind und nicht den Gravitationskräften unterliegen, also grundsätzlich nichts mit ihrer Masse zu tun hätten, sondern Ausdruck ihres inneren Baues wären. Er faßt die Moleküle wie die Atome als elektrische Systeme auf, die nach außen Wirkungen entfalten müssen und durch elektrische Vorgänge anziehende und abstoßende Kräfte zutage treten lassen. Nach ihm haben wir also die Moleküle als Systeme mit einer gewissen Ladungsverteilung aufzufassen. Die Ladung kann in einem Schwerpunkt vereinigt sein. Ist sie das nicht, so kommt es zu Bildungen von *Dipolen*, deren Wirkung am ehesten mit einem Magnetstab verglichen werden kann, wobei die Summe der positiven und negativen Kräfte gleich Null ist. Es entstehen jedoch Kraftfelder, deren Wirkungen nach außen erkennbar sind. Rein rechnerisch folgt daraus, daß die Ladungsstärke um so größer ist, je weiter die Pole voneinander entfernt sind, das heißt, je ausgesprochener die Aniso-diametrie der Moleküle ist. Werden nun diese Moleküle in ein elektrisches Feld gebracht, so stellen sie sich möglichst schnell zu diesem Feld ein, und zwar so, daß die Dipolachsen in Feldrichtung stehen, also in eine Stellung mit dem ge-ringsten Energiegehalt. Daher neigen die Dipole dazu, eine geordnete Lagerung im Raum einzunehmen. Wegen dieser Neigung kommt es dann in elektrischen Kraftfeldern, z. B. in denen anderer Moleküle, zu einer Orientierung derselben, die zu einer Verkleinerung oder Vergrößerung des Dipolmomentes führen.

## 3. Die Methodik der Messung der Oberflächenspannung.

Allgemein kann gesagt werden, daß die Oberfläche einer Flüssigkeit das Bestreben hat, sich auf ein Minimum zusammenzuziehen. Aus diesem Grunde kommt es an der Oberfläche von Flüssigkeiten zu Spannungen, die mit geeigneten Methoden meßbar sind. Die Spannung bewirkt z. B., daß eine Flüssigkeit aus einer molekularen Öffnung tropfenweise abfließt, und daß die Tropfenzahl mit der Spannung in einer direkten Beziehung steht, da der Tropfen abreißt, wenn sein Gewicht die Spannung überwinden kann. Des weiteren bewirkt die Spannung, daß die Flüssigkeit in einer Capillare, die in diese eingetaucht wird, hochsteigt. Die Höhe der Flüssigkeitssäule steht ebenfalls in direkter Beziehung zur Spannung. Auf diesen Beobachtungen bauen sich nun die verschiedenen Bestimmungs-methoden auf, wobei nicht immer mit genügender Schärfe beachtet wurde, daß ein kardinaler Unterschied zwischen der Oberflächenspannung von reinen und kolloidalen Lösungen besteht. Bei den reinen Lösungen stellt sich die end-gültige Spannung sofort ein, während bei den kolloidalen dazu eine gewisse mehr oder weniger lange Zeit benötigt wird. Aus diesem Grund fallen alle Meß-methoden, die nur eine Messung zu einem gewissen Zeitpunkt, der noch keine Einstellung einer statischen Spannung gewährleistet, für kolloidale Lösungen von vornherein aus. Trotzdem wurden sie häufig verwandt, und auf dieser Tat-sache beruht es, daß es bei Bestimmungen von kolloidalen Lösungen, zu denen auch das Serum zu rechnen ist, zu Schwankungen von 30% und darüber bei den angegebenen Werten kommt. BAKKER hat als erster dann die Meßmethoden in statische und dynamische eingeteilt. Zu den dynamischen Methoden, die für die Bestimmung der Spannung des Serums nicht geeignet sind, gehören vor allem die der schwingenden Strahlen von RAYLEIGH, außerdem die Methode des schwingenden Tropfens von LENARD und die der Oberflächenwellen von MATHIESsen. Einen halbdynamischen Charakter hat die Tropfenmethode nach Traube (Stalagmometer), mit der wohl am meisten gearbeitet worden ist. Das Prinzip beruht darauf, daß aus einer capillaren Röhre die Flüssigkeit, deren Spannung zu bestimmen ist, austropft und die Tropfenzahl bestimmt wird. Es ist aber leicht einzusehen, daß das Gerät streng genommen nur zu Bestimmungen von reinen Lösungen genommen werden kann, in denen keine Adsorption in die Oberfläche hinein stattfindet. Findet sie trotzdem statt, so ist die Spannung bei dem langsamen, sich bildenden Tropfen weder statisch noch dynamisch. Tominaga hat für Serum Vergleiche zwischen der Oberflächenspannung, die stalagmometrisch gemessen wurde, und Spannungswerten, die mit anderen Methoden festgestellt wurden und die auch eine statische Bestimmung erlauben, durchgeführt. Er kommt dabei zu erheblichen Unterschieden.

Über die halbdynamischen Methoden kommen wir zu solchen, die erlauben, statische Werte festzustellen. Als wichtigste ist hier die Methode mit den Adhäsionsplatten zu nennen, die Wilhelmy angegeben hat. Die Methode der Adhäsionsplatten ist vom Randwinkel, mit der die Platte auf die Flüssigkeit kommt, sehr stark abhängig, so daß in der Folgezeit Adhäsionsringe verwandt wurden. Die Methode wurde im besonderen von Brinkmann und van Dam und Du Nouy vervollkommnet.

Brinkmann und van Dam benützen eine gewöhnliche Torsionswaage, an die ein Ring zum Messen angebracht werden kann. Der Ring wird in die Flüssigkeit eingetaucht und so lange gehoben, bis das Flüssigkeitssäulchen, das sich dabei bildet, abreißt. Bei der Messung müssen noch besonders Faktoren berücksichtigt werden, die von Tominaga genauer bestimmt worden sind. Wichtig ist, daß bei einwandfreier Technik die Bestimmung der statischen Spannung relativ schnell und einwandfrei möglich ist.

Auf dem gleichen Prinzip beruht die Methode nach Du Nouy. Es wird ebenfalls das Gewicht einer Flüssigkeitssäule gemessen, die durch einen Metallring gehoben wird. Der Ring hängt jedoch an einem Waagebalken, und dieser ist in seinem Drehpunkt mit einer Stahlsaite starr verbunden. Durch Torsion des Drahtes kann nun eine Kraft auf den Waagebalken ausgeübt werden, so daß sich dieser und mit ihm der daran angehängte Ring hebt. Aus dem Maß der Torsion des Drahtes kann dann die Oberflächenspannung der Flüssigkeit errechnet werden. Die Größe der Oberflächenspannung wird dann durch folgende Formel bestimmt:

$$\text{Oberflächenspannung} = \frac{m \cdot g}{4\pi R},$$

wobei $m$ das Gewicht der gehobenen Flüssigkeit, $g$ die Fallbeschleunigung und $R$ der Halbmesser des Ringes ist.

Harkins führt in diese Formel noch den Faktor $F$ ein, der vom Verhältnis Ringdurchmesser zu Drahtdurchmesser, aus dem der Ring verfertigt ist, abhängt. Da der Faktor klein ist und im folgenden alle Messungen mit demselben Ring angestellt worden sind, wurde er bewußt vernachlässigt. Die Konstanten sollen jedoch angegeben werden, so daß eine Ablesung des Faktors $F$ nach den Tabellen von Harkins ohne weiteres möglich ist. Der Ringdurchmesser beträgt 15,2 mm und die Drahtdicke 0,3 mm.

Damit ergibt sich für die Oberflächenspannung bei einer Belastung von 700 mm eine Spannung von

$$\text{Oberflächenspannung} = \frac{m \cdot g}{4\pi R} = \frac{700 \cdot 9,81}{23,14 \cdot 15,2} = 71,9 \text{ Dyn.}$$

Auf diesen Wert von 71,9 Dyn wurde mit Hilfe von aufgesetzten Gewichten der Apparat genau geeicht. Die Messung von bidestilliertem Wasser nach Reinigung mit Kohle bei 20° ergibt dann einen Wert von 72,9—73,0 Dyn.

Bei den Messungen ist nach HARKINS und JORDAN zu beachten, daß der Ring vollkommen in einer Ebene liegt, ferner daß er genau parallel zur Flüssigkeitsoberfläche eintaucht. Dieser Forderung wurde dadurch Rechnung getragen,

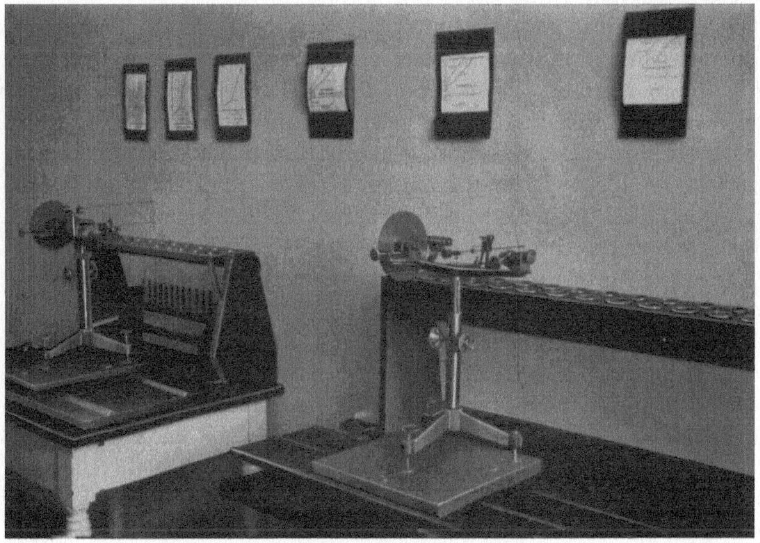

Abb. 1. (Erklärung im Text.)

daß der Ring in einer Schneide aufgehängt wurde. Diese Schneide gewährleistet ein völlig freies Einspielen und senkrechtes Aufhängen des Ringes. Aus der Abb. 1 ist die Anordnung und Aufstellung der Apparatur zu ersehen.

Von DU NOUY wird nun besonders betont, daß die Messungen von kolloidalen Lösungen völlige Erschütterungsfreiheit der Apparatur voraussetzen. Aus diesem Grund wurde auf jegliche Bewegung der zu messenden Flüssigkeiten völlig verzichtet. Bei den Messungen wird derartig vorgegangen, daß der arretierte Ring vorsichtig an die Oberfläche der zu messenden Flüssigkeit herangebracht wird, darauf wird durch Torsion des Drahtes eine mäßige Hebung des Ringes bewerkstelligt, ohne daß die Arretierung gelöst wird, um zu verhindern, daß der Ring durch die Oberfläche durchschlägt. Darauf wird mittels einer Mikrometerschraube die Meßapparatur gesenkt und gleichzeitig die Torsion des Drahtes erhöht und die Arretierung gelöst. Dann wird die ganze Apparatur so gehoben, daß der auf den Waagebalken aufgesetzte Zeiger, dessen Spitze in einem Fernrohr beobachtet wird und in einem Fadenkreuz einspielt, genau im Fadenkreuz bleibt. Dadurch wird erreicht, daß der Waagebalken immer waagerecht steht.

Du Nouy macht außerdem noch auf die Bedeutung der Beziehung zwischen Oberfläche und Volumen einer Flüssigkeit aufmerksam, da dieses Verhältnis einerseits für die Größe der Oberflächenspannung, andererseits für die Bildung von monomolekularen Schichten von Wichtigkeit ist. Er konnte zeigen, daß die Oberflächenspannung einer Flüssigkeit von 10 ccm, die capillaraktive Stoffe enthält, in einem Gefäß mit großer Oberfläche gemessen, etwa in einem Uhrglas ganz andere Werte ergibt, als wenn die Lösung in einem Gefäß mit kleiner Oberfläche gemessen wird. Und zwar ergibt die kleine Oberfläche einen kleineren Wert als die große. Du Nouy sieht die Ursache darin, daß im Falle der kleinen Oberfläche die Möglichkeit der Adsorption capillaraktiver Stoffe in die Oberfläche hinein geringer ist. Die vorliegenden Messungen wurden aus diesen Gründen in gleichen Uhrschälchen und stets mit 2 ccm durchgeführt.

Auf den Einfluß der Temperatur wird später noch ausführlich eingegangen. Hier sei nur erwähnt, daß die gesamten Reihenmessungen in einem gesonderten Raum ausgeführt wurden, in dem immer eine Temperatur von 20° herrschte. Der Raum wurde möglichst nur zu den Messungen selbst benutzt, während die übrigen Arbeiten in einem Nebenraum ausgeführt wurden, so daß es zu keiner nennenswerten Staubentwicklung kommen konnte. Außerdem muß darauf hingewiesen werden, daß noch die verschiedensten Vorsichtsmaßregeln anzuwenden sind, die nicht beachtet, auch bei gleichem Material sehr unterschiedliche Resultate ergeben. Es ist von ausschlaggebender Bedeutung, daß die benützten Uhrglasschälchen, Meßpipetten, Reagensgläser für Herstellung von Verdünnungsreihen sehr sorgfältig gereinigt werden. Die Uhrglasschälchen und Reagensgläser wurden eine Nacht in Bichromat-Schwefelsäure gebracht und vor dem Versuch über der offenen Flamme ausgeglüht. Als guter Test für die Reinheit der Schälchen ist immer die Tatsache anzusprechen, daß die Flüssigkeit das Uhrglas vollständig benetzt. Ist der Rand gezahnt, so bedeutet das, daß das Uhrglas nicht genügend rein ist. Genau so wichtig ist die Frische und Reinheit des destillierten Wassers oder der physiologischen Kochsalzlösung.

Zu beachten ist ferner noch, daß nach jedem Abreißen des Ringes ein Flüssigkeitstropfen am Ring hängen bleibt. Es ist selbstverständlich, daß in diesem Tropfen eine große Menge von oberflächlichen Stoffen aus dem Gesamtvolumen konzentriert ist. Wird dieser Tropfen nicht wieder durch vorsichtiges Eintauchen des Ringes der Flüssigkeit zurückgegeben, so ergibt die zweite Messung einen höheren Wert.

## 4. Die Oberflächenspannung des Wassers und reiner Lösungen.

**Das Wasser.** Die angegebenen Werte der Oberflächenspannung des Wassers schwanken um mehrere Dyn. Die Mehrzahl der Angaben bewegen sich zwischen 72,9 und 76,2 Dyn. Freundlich gibt in seinem Buch über die Capillarchemie als Grund für diese ungleichen Resultate die unterschiedliche Technik und mangelhafte Verläßlichkeit der Methoden an. Nach seinen Untersuchungen ist es wahrscheinlich, daß die niedrigeren Werte der Richtigkeit näherkommen. Er gibt den Wasserwert mit 72,8 Dyn bei 20° an. Dieser Wert ergibt sich auch bei unseren Messungen bei derselben Temperatur. Im allgemeinen zeigt sich noch, daß das Leitungswasser eine reinere Oberflächenspannung hat als destilliertes, deshalb wurde destilliertes Wasser zunächst mit Kohle ausgeschüttelt oder durch eine Kohleschicht filtriert. Dadurch erhält man ebenfalls einwandfreie Resultate. Die gleichen Ergebnisse werden gezeitigt, wenn man das zu messende Wasser nicht von der Oberfläche der Pipette aufnimmt, sondern aus der Tiefe, ein Verfahren, das im folgenden auf sämtliche zu messenden Flüssigkeiten ausgedehnt wurde.

Der sicherste Nachweis für die Reinheit des benützten Wassers und für einwandfreie Versuchsbedingungen (staubfreie Luft, gleiche Temperatur) besteht in der Feststellung, daß sich die Oberflächenspannung des Wassers, sofort gemessen und nach längerem Stehen, nicht über 0,1 Dyn ändert. Tritt ein größerer Spannungsabfall ein, so muß nach dem Versuchsfehler gesucht werden. Dieser kann einmal in einer mangelhaften Reinheit des Wassers, aber auch in einer mangelhaften Reinheit der benützten Gefäße bestehen; bleibt der Spannungsabfall nach Ausscheidung dieser Fehlerquellen vorhanden, so muß gesucht werden, ob sich eine stärkere Staubentwicklung oder Temperaturänderung im Laboratoriumsraum feststellen lassen. Die Schwankungen der Temperatur sind bei Messungen von reinem Wasser allerdings nicht von derartig dominierender Bedeutung. Aus diesem Grund ist die Messung des Wassers hierfür kein allzu scharfer Test, dagegen eignet es sich ausgezeichnet zur Feststellung der Reinheit. Es empfiehlt sich daher, bei Reihenmessung etwa nach jeder 10. Messung eine Kontrollmessung mit reinem Wasser einzufügen.

**Reine Lösungen.** Allgemein kann gesagt werden, daß jede Lösung bei einer bestimmten Konzentration eine bestimmte Oberflächenspannung hat, die in der Mehrzahl der Fälle niedriger als die Oberflächenspannung des Wassers ist. Ausgenommen sind lediglich einige anorganische Salze, besonders in höherer Konzentration, und Nichtelektrolyte wie Zucker.

Bei der allgemein üblichen Meßtechnik kann nun festgestellt werden, daß reine Flüssigkeiten und Lösungen ihre Oberflächenspannung in Abhängigkeit der Zeit nicht ändern, wenn sonst konstante äußere Bedingungen herrschen. Damit kann sich ihre freie Oberflächenenergie nur mit der Flächengröße, nicht aber mit der Spannung ändern. Es kommt in den Lösungen zu einer Schichtung der aktiven Moleküle, und zwar so, daß die Moleküle, die die Tension herabsetzen, sich in der Oberfläche der Flüssigkeit in größtmöglichster Menge anhäufen, soweit dies die osmotischen Kräfte erlauben. Gerade das Gegenteil tritt jedoch ein, wenn die Moleküle die Spannungen erhöhen. Dann kommt es zu einer Anhäufung derselben im Inneren der Lösung. Der Effekt der beiden Vorgänge ist jedoch derselbe und besteht darin, daß die Spannung möglichst klein wird. Die Adsorptionsformel von GIBBS drückt diese Erscheinungen in einer mathematischen Formel aus, auf die hier nicht näher eingegangen werden soll.

Diese besondere Anordnung der Moleküle, sei es Anhäufung oder Verminderung in der Oberflächenschicht, geht nun in den echt gelösten Stoffen mit nicht allzu großen Molekülen so schnell vonstatten, daß sie mit den gewöhnlichen Methoden nicht erfaßt werden kann. Aus diesem Grunde zeigen diese keinen Unterschied zwischen dynamischem und statischem Wert, d. h. es wird nach unserer Methode lediglich der statische Wert gemessen. Tatsächlich findet nach FREUNDLICH ebenfalls eine Anordnung der Moleküle und eine Adsorption statt, die sich nur in einem Zeitraum von Bruchteilen von Sekunden abspielt. So konnte FREUNDLICH für wäßrigen Amylalkohol feststellen, daß er, sofort gemessen, einen dyna-

mischen Wert von 54,9 Dyn hat und nach 0,0189 Sekunden einen Wert von
36,6 Dyn. Wurde nach 0,02 Sekunden gemessen, so ergab sich ein Wert von
34,8 Dyn, der sich auch nach Stunden nicht ändert. Bei ganz reinen Flüssigkeiten, wie Benzol oder Äther, geht dieser Vorgang in einem Zeitraum von
$^1/_{1000}$ Sekunde und darunter vor sich.

Die Geschwindigkeit, mit der die Stoffe in die Oberfläche hineinadsorbiert
werden, ist, wie schon aus obigen Ausführungen zu ersehen, verschieden. Es
gibt eine größere Anzahl von Stoffen, bei denen diese Adsorption langsamer
vonstatten geht, so daß wir deutliche Unterschiede zwischen den sofort gemessenen Werten, die dynamische genannt werden, und denen, die nach einem gewissen Zeitraum gemessen werden, feststellen können. Diese werden statische
Werte genannt, wobei der statische Wert immer erst dann bestimmt werden
soll, wenn eine weitere Senkung in einem größeren Zeitraum nicht mehr feststellbar ist, da es sich sonst um halbdynamische Werte handelt.

FREUNDLICH betont dabei, daß eigentlich nicht von capillaraktiven Stoffen
gesprochen werden kann. Er schlägt daher vor, immer nur von capillaraktiven
Lösungen zu reden. Der Grund besteht darin, daß die Aktivität der Stoffe in
bedeutendem Maße vom Lösungsmittel abhängig ist. So sind manche wäßrige
Lösungen von Stoffen sehr aktiv, während sie in anderen Lösungsmitteln mit
beispielsweise niedrigerer Spannung viel weniger aktiv, ja sogar inaktiv werden
können. Diese Beobachtung wird damit erklärt, daß der zugegebene aktive
Stoff von größeren Molekülen des Lösungsmittels restlos adsorbiert wird, so daß
er gar nicht zur Geltung kommen kann.

**Kolloidale Lösungen.** Die Betonung der Molekülgröße führt zwangsläufig
zu der Untersuchung der Kolloide über. Sie ergibt nun stets, daß diese Moleküle
eine gewisse Zeit brauchen, bis sie in die Oberfläche hineingelangt sind und bis
ein Kräfteausgleich zwischen dem Innern der Lösung und der Oberfläche stattgehabt hat. Daher resultiert zunächst einmal ein ziemlich großer Unterschied
zwischen dem dynamischen und statischen Wert, außerdem ist es sehr wichtig,
daß beide Werte in genau festgesetzten Zeitabschnitten gemessen werden. Beim
dynamischen Wert soll die Messung sofort erfolgen, da sonst keine dynamischen
Werte, sondern Übergangswerte zwischen dynamischen und statischen gemessen
werden. Bei der Bestimmung des statischen Werte ist vor allem darauf zu achten,
daß dieser tatsächlich in der gegebenen Zeit erreicht werden kann. Auch hier
herrscht keinerlei Einigkeit in der Literatur, da die Zeiten, nach denen der statische Wert bestimmt wurde, ganz verschieden gewählt sind. Nach Untersuchung
von Du Nouy fällt die Spannung in den ersten Minuten nach dem Eingießen,
besonders beim Serum, sehr schnell ab und nähert sich nach einer halben Stunde
schon weitgehend dem statischen Werte. Diese Feststellung konnte bestätigt
werden. Es findet sich jedoch noch ein weiterer Abfall von 1—1,5 Dyn bis zu
2 Stunden. Danach bleibt natürlich — unter gleichen Bestimmungsbedingungen,
wobei besonders darauf zu achten ist, daß keine Wasserverdunstung stattfinden
kann — der Wert so gut wie konstant. Daher wurde in sämtlichen nachfolgenden Untersuchungen der statische Wert stets erst nach 2 Stunden bestimmt.

Da der statische Spannungswert erst nach einer gewissen Zeit eintritt, ist
es klar, daß mit dem Stalagmometer dieser überhaupt nicht bestimmt werden
kann, sondern daß es sich hierbei immer um einen halbdynamischen Wert handelt.

Dieser ist von sehr vielen äußeren Faktoren abhängig, so daß er wenigstens für kolloide Stoffe keine brauchbaren Werte ergibt. Die Ausführungen erklären auch, warum die Spannungen von kolloiden Lösungen, stalagmometrisch gemessen, viel höher liegen als bei Feststellung mit dem Tensiometer. Da die Körperflüssigkeiten wie Liquor und Serum heterogene, kolloide Systeme sind, ist es selbstverständlich, daß über ihr tensiometrisches Verhalten nur durch Feststellung des statischen und dynamischen Wertes etwas ausgesagt werden kann.

Um jedoch Rückschlüsse auf das Verhalten des Serums oder Liquors, die ja beide ein sehr kompliziertes, zusammengesetztes, kolloidales System darstellen, ziehen zu können, wurden die verschiedensten Voruntersuchungen gemacht, die zunächst besprochen werden sollen.

## 5. Die Oberflächenspannung der wichtigsten Serumbestandteile.

### a) Das Wasser und die Salze.

Ein wichtiger und maßgebender Bestandteil des Serums ist das Wasser, dessen Oberflächenspannung oben ausführlich beschrieben wurde. Eingangs wurde auch schon erwähnt, daß es gewisse Stoffe gibt, die die Spannung des Wassers erhöhen. Zu diesen gehören sämtliche Salze, die im Serum vorkommen. So hat physiologische Kochsalzlösung eine Oberflächenspannung, die um 0,5 bis 0,6 Dyn höher liegt als die des Wassers, und bei Normosal beträgt die Spannungsdifferenz ziemlich genau 1 Dyn (74,0 Dyn). Da in den folgenden Untersuchungen beim Liquor stets mit physiologischer Kochsalzlösung und beim Serum mit Normosal gearbeitet wurde, sind die entsprechenden Zahlen einzusetzen. Erst wenn der statische und dynamische Spannungswert 73,5 bei physiologischer Kochsalzlösung und 74 bei Normosal erreicht, kann angenommen werden, daß in der Verdünnungsreihe einer zu messenden kolloidalen Lösung keine Substanzen mehr von dieser enthalten sind und damit allein der Wert der Verdünnungsflüssigkeit gemessen wird.

### b) Das Albumin.

Zunächst wurde das Serumalbumin untersucht, das uns Herr KÜRTEN aus unserer Klinik überließ.

Die Albuminfraktion wurde aus Trockenserum nach Dialyse gewonnen, wobei das empfindlichere Globulin (Thrombin) gefällt wurde. Die weitere Reinigung des fett-, lipoid- und eiweißhaltigen Serumkonzentrates erfolgte durch Fällung mit gleichem Anteil Aceton. Danach wird zentrifugiert. Der so gewonnene Niederschlag wird in 2—5% NaCl-Lösung aufgenommen und wieder mit dem gleichen Anteil Aceton gefällt. Weitere Reinigung erfolgt durch mehrfaches Wiederholen oben angeführter Eingriffe nach Schnelltrocknung mit Aceton-Äther. Das Produkt ist pulverförmig, lufttrocken, rein weiß, beständig, salz-, fett- und lipoidfrei. Die Auflösung erfolgte in physiologischer Kochsalzlösung, wobei noch feine Flockungen bestehen bleiben. Nach Abzentrifugieren handelt es sich um eine fein getrübte Flüssigkeit, die auch mikroskopisch keine Zusammenballungen erkennen läßt. Die so hergestellte Albuminfraktion hat die bekannten Eigenschaften der Albumine, also Fällung mit gesättigter Koch- bzw. Ammonsulfatlösung, wobei aber schon eine weitgehende Denaturierung, vor allem hinsichtlich der späteren Löslichkeitsverhältnisse, eintritt. Durch Bestimmung des

Gesamt-N-Wertes wurde die Konzentration des Eiweiß ermittelt und dann derartig verdünnt, daß mit einer 0,1proz. Lösung gearbeitet werden konnte. Es ergibt sich nämlich, daß höher konzentrierte Lösungen einmal sehr wenig haltbar sind, so daß schon nach wenigen Tagen, oft schon nach Stunden, Ausfällungen eintreten, zum anderen, daß sich die Oberflächenspannung bei höherer Konzentration nicht mehr wesentlich erniedrigt. Es ist dies eine Erscheinung, die bei allen kolloidalen Lösungen von einem gewissen Grad der Konzentration ab zu beobachten ist. Man kann dabei wohl sagen, daß die kolloidalen Lösungen von diesem Punkt an bezüglich ihrer Oberflächenaktivität gesättigt sind.

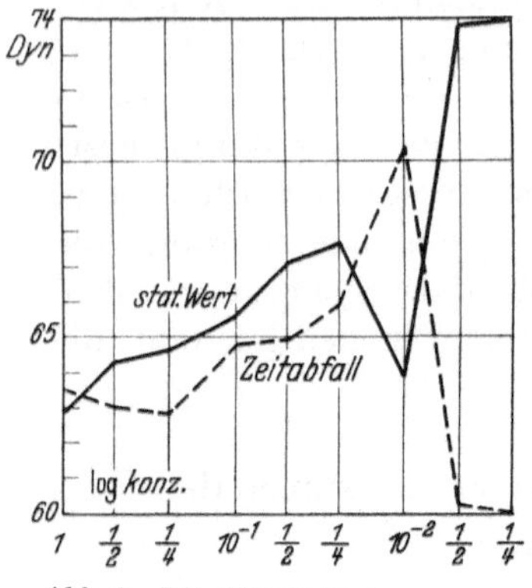


Abb. 2. Die Oberflächenspannung des Albumins.

Die Albuminlösung von 0,1% hat ein $p_H$ von 6,6 und eine Oberflächenspannung die in Abb. 2 angegeben ist.

### c) Das Globulin.

Als weiterer Bestandteil des Serums wurde eine Globulinfraktion, die ebenfalls von Kürten überlassen wurde, einer Untersuchung unterzogen.

Die Herstellung gestaltete sich so, daß zunächst Trockenserum im Vakuum bei 28° Temperatur und 10—11 mm Druck gewonnen wurde. Von diesem Trockenserum wurde dann eine hochkonzentrierte, wäßrige Suspension hergestellt. Darauf Dialyse gegenüber reinen doppelt destillierten Wassers. Das Gefällte wurde dann in physiologischer Kochsalzlösung aufgenommen und mit gleichen Teilen Aceton eine Schnellfällung angestellt und dann in einer hochtourigen Zentrifuge abzentrifugiert. Hierauf Aceton-Äther-Trocknung. Weitere Reinigungen erfolgten durch Ausschütteln der klaren, wäßrigen Lösung mit Chloroform. Der Rückstand in der wäßrigen Phase wird, wie vorher beschrieben, in Aceton gefällt, mit Aceton-Äther getrocknet.

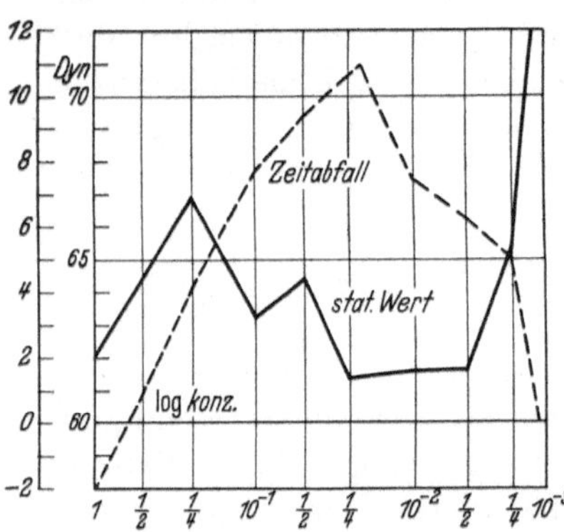


Abb. 3. Die Oberflächenspannung des Globulins.

Das Produkt ist ein rein weißes Pulver, das fett- und lipoidfrei ist, und an anorganischen Substanzen konnten mittels Spektralanalyse nur Calcium in geringen Spuren nachgewiesen werden.

Die chemischen Eigenschaften entsprechen den reinsten Globulinkörpern, also Fällung mit halbgesättigter Ammonsulfat- bzw. Kochsalzlösung, und weichen nach Kürten nur von den sonst üblichen Nachweismethoden in dem Punkt ab, daß diese Globulinfraktion bis zu 2% mit geringer Opalescenz in Wasser löslich ist. Nach Kürten handelt es sich bei diesem Globulin um das thrombische Ferment der Blutgerinnung, dessen Reinheitsgrad dauernd durch seine Gerinnung kontrolliert werden kann, so daß für diesen Eiweißkörper ein physiologischer Test gesichert ist.

Für das vorhin beschriebene Albumin gelang es KÜRTEN noch nicht, einen derartig scharfen Test zu finden, da sich das Albumin lediglich als Hemmungskörper bei der Blutgerinnungszeitbestimmung erweist. Diese Hemmungen verursachen auch viele anorganische und organische Substanzen, so daß geringe Verschiebungen der Begleitsubstanzen große Ausschläge ergeben können.

Von diesem wasserlöslichen Globulin wurde nun auf dieselbe Weise wie beim Albumin eine 0,1proz. Lösung hergestellt. Diese hatte ein $p_\mathrm{H}$ von 6,4, die Werte der Spannung sind in Abb. 3 zu ersehen.

### d) Das Lecithin.

Zu den Untersuchungen wurde Lecithin WITTE benutzt, mit dem Lösungen mit geringer Opalescenz ohne größere Mühe bis zu einer Konzentration von 2% hergestellt werden können. Von 2% abwärts bis zu 0,5% ändert sich die Spannung kaum. Von 0,5—0,1% beträgt die Spannungsdifferenz etwa 1 Dyn. Von 0,1 bis zum Wasserwert ergibt sich eine typische und leicht reproduzierbare Spannungskurve, die in Abb. 4 angegeben ist.

Die Wasserstoffionenkonzentration der Lecithinlösung beträgt 4,7.

Es wäre nun natürlich von größtem Interesse, Mischungen der verschiedenen Bestandteile herzustellen und diese zu messen. Da jedoch jeder Serumbestandteil eine besondere und andere Wasserstoffionenkonzentration hat, die wiederum vom Serum selbst völlig verschieden ist, war es nötig, den Einfluß der Wasserstoffionenkonzentration auf Oberflächenaktivität der Serumbestandteile und des Serums selbst festzustellen.

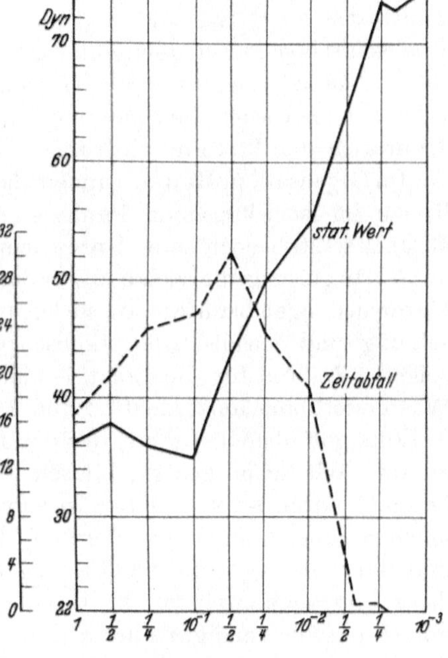

Abb. 4. Die Oberflächenspannung des Lecithins.

## 6. Der Einfluß der Wasserstoffionenkonzentration auf Serum und Serumbestandteile.

Die ersten Untersuchungen dieser Art wurden von BUGLIA durchgeführt, der nach Zugabe von Salzsäure und Natronlauge zum Blutserum eine Änderung in der Spannung erhielt. BUGLIA hat in seinen älteren Arbeiten die Ionenkonzentrationen der von ihm hergestellten Gemische noch nicht bestimmt. Erst später brachte dann DE CARO Serum und Serumverdünnungen auf eine bestimmte Konzentration und stellte Messungen der Oberflächenspannung an. Er konnte dabei die Befunde von BUGLIA bestätigen und außerdem feststellen, daß bei einer Wasserstoffionenkonzentration von 4,7 ein Minimum der Spannung auftritt.

Schon BUGLIA versuchte, diese Befunde zu erklären. Es war zunächst naheliegend, anzunehmen, daß dieses Minimum der Oberflächenspannung dadurch erklärt werden kann, daß durch Zugabe von Säure oder Lauge eine Fettsäure oder ein Lipoid frei·wird, und es dadurch zu einer Herabsetzung der Spannung kommt. Buglia und Botazzi waren aber der Ansicht, daß die Eiweißkörper die Spannung des Serums maßgeblich und fast ausschließlich bestimmen. Sie stellten daher ausgedehnte Untersuchungen mit Lösungen von Serumalbumin an, die sie auf verschiedene Wasserstoffkonzentrationen brachten. Dabei fanden sie, daß die Spannungen bestimmte Minima auf der sauren und alkalischen Seite besitzen. Dazwischen liegt noch auf der sauren Seite ein Maximum. Sie schließen aus ihren Untersuchungen, daß das Ausgangsalbumin teilweise als Säure dissoziiert ist, und daß dieses durch weitere Zugaben von Säure zum isoelektrischen Punkt gebracht wird. In diesem isoelektrischen Punkt hat nun das Albumin seine minimale Oberflächenspannung; eine weitere Säurezugabe erhöht dann wieder die Spannung, was Buglia damit erklärt, daß hierauf eine Hydration der Proteine eintritt.

Im Gegensatz zu Buglia fanden aber Johnston und Peard, daß ihre Albuminlösung im isoelektrischen Punkt eine maximale Oberflächenspannung besitzt. Buglia setzte jedoch seine Untersuchungen fort und konnte ähnliche Ergebnisse an Gelatinelösungen erzielen, die er dann im folgenden fast ausschließlich zu diesen Untersuchungen benützte, da sie leichter herstellbar sind und in ihrer Zusammensetzung und chemisch-physikalischen Wirkungsweise konstantere Ergebnisse zeigen. Er fand für die Gelatine eine minimale Oberflächenspannung bei einer Wasserstoffionenkonzentration von 4,5—4,8, was mit den Untersuchungen von J. Loeb gut übereinstimmt, der den isoelektrischen Punkt der Gelatine mit 4,7 angibt. Wie schon gesagt, blieben diese Versuche nicht unwidersprochen, und besonders Johnston und Peard kamen zu entgegengesetzten Ergebnissen. Sie machen dabei Buglia den Vorwurf, daß er die Spannung sofort gemessen habe und daher der Gelatine nicht genug Zeit zum Ausflocken gelassen hätte. Alle diese Untersuchungen hat de Caro wiederholt. Er konnte aber die Ergebnisse von Buglia voll und ganz bestätigen. Er gibt zu, daß der Zeitfaktor eine wesentliche Rolle bei der Bestimmung spielt, und sagt wohl mit einigem Recht, daß nach Ausflocken der Gelatine nicht mehr die Spannung der Gelatine selbst bestimmt wird, sondern die des Lösungsmittels, da ja im isoelektrischen Punkt auch eine minimale Löslichkeit der Proteine besteht. Aus den Arbeiten von Johnston und Peard geht jedoch einwandfrei hervor, daß dem Zeitfaktor eine genaue Beachtung geschenkt werden muß.

Diese ganzen angeführten Untersuchungen wurden nun mit den verschiedensten Methoden durchgeführt und zum Teil dynamische, halbdynamische und statische Werte angegeben. Lediglich de Caro und Laporta bestimmten dynamische und statische Werte in Abhängigkeit von der Zeit für Gelatine und hohe Serumverdünnungen. Aus diesem Grunde wurden sämtliche Serumbestandteile und das Serum selbst nochmals mit der tensiometrischen Methode gemessen, die dynamische und statische Wertbestimmungen zuläßt.

Abb. 5 zeigt die Spannung des Serums 15 Sekunden nach Herstellung der Verdünnungsreihe und Eingießen in das Uhrglasschälchen, während Abb. 6 die Oberflächenspannung nach 2 Stunden ergibt. Wie aus den Kurven zu ersehen ist, konnte ebenfalls bei 4,7 ein Minimum der Oberflächenspannung gefunden werden, das nach vorliegenden Messungen auch in höheren Verdünnungen keine so hohen Grade erreicht, wie sie de Caro feststellen konnte. Weiter ist aus der Kurve zu ersehen, daß ein Maximum der Oberflächenspannung bei einem $p_H$ bei 7,2 deutlich nachzuweisen ist. Es tritt bei den Messungen nach 15 Sekunden noch ausgesprochener zutage als nach 2 Stunden. Es handelt sich hierbei um Normalseren, und von jeder Messung wurden 9 Kontrollen gemacht. Die Streuungen waren im ganzen sehr gering, besonders bei den Bestimmungen nach 2 Stunden.

Methodisch wurde so vorgegangen, daß 1 ccm Serum mit der jeweiligen Pufferlösung zusammengebracht wurde. Benutzt wurden nur Pufferlösungen nach SÖRENSEN. Die Spannung sämtlicher Pufferlösungen war praktisch höchstens 1 Dyn vom Wasserwert verschieden.

Die Erklärung dieses Verhaltens ist bei der komplizierten Zusammensetzung des Serums nicht einfach. Aus diesem Grund wurde als nächstes der bedeutend einfacher zusammengesetzte Liquor gemessen. Dabei kann festgestellt werden, daß im Liquor ein Minimum nach 2 Stunden nicht mehr besteht (Abb. 7). Bei den Werten nach 15 Sekunden gemessen ist jedoch noch eine gewisse Andeutung vorhanden. Im Verlauf der 2 Stunden ist es also zu Vorgängen gekommen, die denen ähnlich sein dürften, wie sie JOHNSTON und PEARD bei der Gelatine beschrieben haben. Ebenso ist das im Serum deutlich nachweisbare Maximum einer Wasserstoffionenkonzentration bei 7,2 im Liquor wenig ausgesprochen.

Es wurde nun versucht, durch Messung der Spannung und ihre Abhängigkeit der Wasserstoffionenkonzentration bei einzelnen Stoffen, die als wesentliche Be-

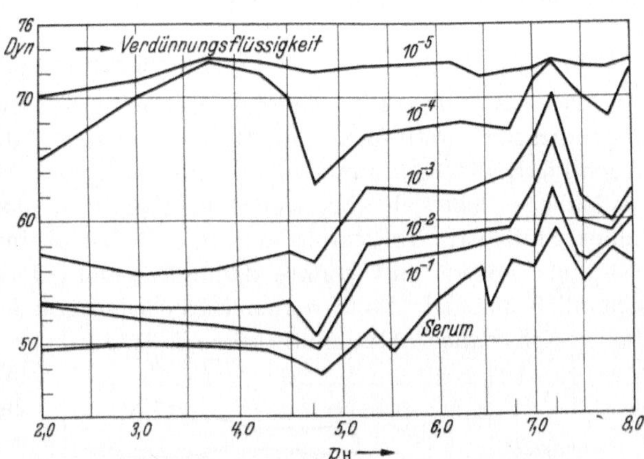


Abb. 5. Oberflächenspannung des Serums, nach 15 Sekunden bestimmt. (Nach KELLER u. KÜNZEL.)

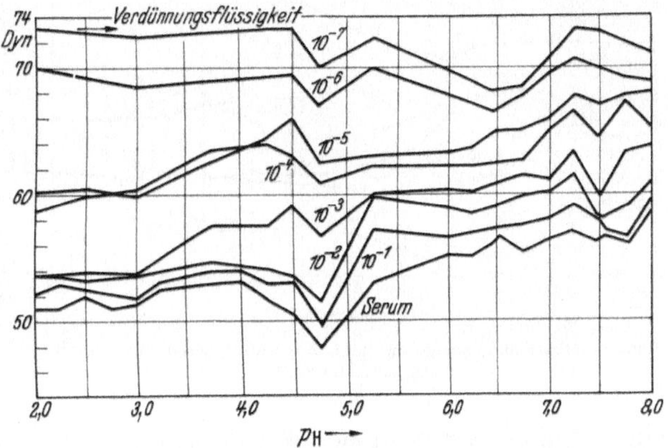


Abb. 6. Oberflächenspannung des Serums nach 2 Stunden bestimmt. (Nach KELLER u. KÜNZEL.)

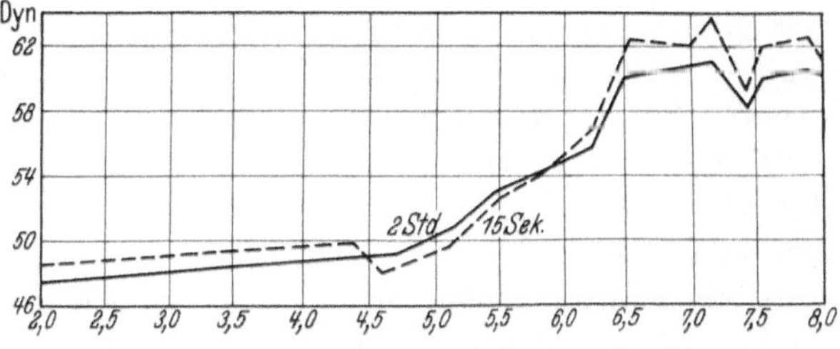


Abb. 7. Die Oberflächenspannung des normalen Liquors.

standteile des Serums und Liquors in Frage kommen, Einblicke in die komplizierten Vorgänge zu erhalten. Auf diese Weise war es uns dann möglich, Erklärungen für die festgestellten Minima und Maxima in den Spannungskurven zu erhalten.

## a) Die Eiweißfraktionen.

Als erstes wurde die Abhängigkeit des Albumins von der Wasserstoffionenkonzentration bestimmt. Die Herstellung des Albumins ist oben ausführlich geschildert, die Spannungskurve ergibt sich aus Abb. 8.

Dabei erhebt sich aber sofort die Frage, ob das Serumalbumin ein einheitlicher Stoff ist. Bennhold hat das Farbstoffbindungsvermögen des Serumalbumins geprüft und konnte dadurch verschiedene Albuminfraktionen wahrscheinlich machen. Nach seinen Untersuchungen ist es durchaus möglich, daß die verschiedenen Albuminfraktionen Träger verschiedener physikalisch-chemischer Eigenschaften sind. Damit ist es wohl zu erklären, warum die Angaben des isoelektrischen Punktes bei den einzelnen Autoren in verhältnismäßig weiten Grenzen schwanken. So gibt Michaelis diesen mit 4,7 an, Pauli mit 4,9 und Davidson mit 5,5. Kylin kommt in neueren Untersuchungen zu der Feststellung, daß das von ihm hergestellte und bearbeitete Albumin überhaupt keinen bestimmten Umlagepunkt besitzt. In einer späteren Arbeit gibt er an, daß das Serumalbumin beim Menschen aus einer Reihe verschiedener Fraktionen besteht, deren isoelektrischer Punkt zwischen 4 und 6 liegt.

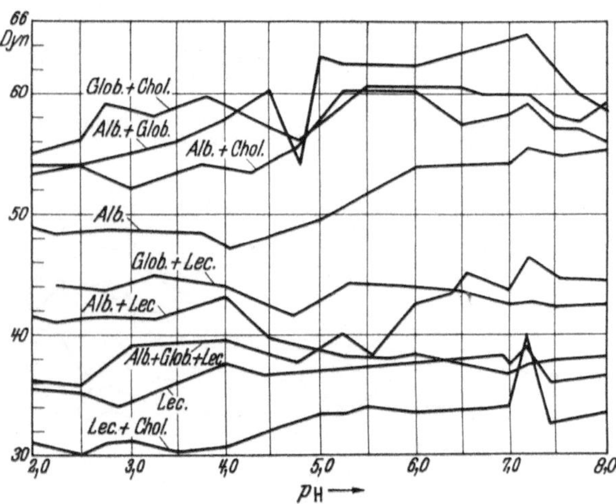


Abb. 8. Oberflächenspannung nach 2 Stunden bestimmt. (Nach Keller u. Künzel.)

Wie schon eingangs erwähnt, wurde von Buglia und anderen Autoren festgestellt, daß die Spannung für die Proteine im isoelektrischen Punkt ein Minimum ergibt. Diese Befunde wurden von Wo. Ostwald, Harkins und Brown, Reynolds, Johnston und Peard bestätigt.

Nach der Theorie von J. Loeb, Michaelis, Pauli und Sörensen muß man die Eiweißkolloide als Ampholyte ansehen, die in Abhängigkeit von äußeren Bedingungen dissoziieren. Damit können sie einerseits als Basen und andererseits als Säuren dissoziieren. Nach der Theorie der amphoteren Elektrolyte nach Bredig muß man erwarten, daß bei einem gewissen Wert der Wasserstoffionenkonzentration der Charakter des Ampholyten so beschaffen sein wird, daß die Menge der Eiweißkationen und -anionen einander gleich sind, und damit hätten wir den isoelektrischen Punkt.

Durch Einführung von Wasserstoff- und Hydroxydionen in die Eiweißlösung wird nun das Gleichgewicht nach der einen oder anderen Richtung auf Kosten des Verbrauches oder der Entstehung von Eiweißmicellen verschoben. Hierdurch wird die Konzentration der Stoffe in der Oberfläche der Lösung und damit die Oberflächenspannung geändert. Da aber die Änderung der Oberflächenspannung tatsächlich nicht der Wasserstoffionenkonzentrationsänderung parallel geht, muß angenommen werden, daß daneben noch Hydrations- und Hydrolysevorgänge eine Wirkung ausüben. Jedenfalls ist es durch die Untersuchungen wahrscheinlich gemacht, daß sämtliche Proteine in ihrem isoelektrischen Punkt eine minimale Oberflächenspannung haben.

In Abb. 8 ist nun die Kurve für Albumin dargestellt, die eine minimale Spannung bei einer Wasserstoffionenkonzentration von 4,1 zeigt. Damit müßte nach obigen Ausführungen angenommen werden, daß diese Konzentration für die von uns verwandte Albuminlösung den isoelektrischen Punkt bedeutet. Der Gipfel ist aber wenig ausgeprägt, und es zeigt sich schon zwischen 3,8 und 5,0 eine geringe Oberflächenspannung. Von 3,8 nach unten treten Zusammenballungen und Ausflockungen gleich nach Hinzubringen der Säurepuffer auf, so daß diese Bestimmungen nicht verwertet werden können. Das Gebiet von 3,8 bis 5,0, das in der Spannung verhältnismäßig niedrig liegt, kann wahrscheinlich damit erklärt werden, daß nach KYLIN für das Albumin überhaupt kein fester isoelektrischer Punkt zu finden ist. KYLIN gibt für seine Eiweißfraktion einen isoelektrischen Punkt an, der zwischen 4 und 6 liegt, was durch unsere Untersuchungen an Wahrscheinlichkeit gewinnt. Das von KÜRTEN hergestellte Albumin hätte also einen isoelektrischen Punkt bei 4,1, die Spannung liegt jedoch zwischen 3,8 und 5,0 auffallend niedrig. Außerdem ist bei 7,2 ein Maximum feststellbar. Der Gipfel ist aber auch wenig ausgeprägt und damit ein größeres Schwanken im Bereich der physiologischen Wasserstoffionenkonzentration gering. Die Oberflächenaktivität des Albumins selbst ist mäßig, die Werte liegen zwischen 50 und 60 Dyn. Diese Aktivität konnte auch durch höher konzentrierte Lösungen nicht wesentlich gesteigert werden. Bei einer Lösung von 1,68% betrug die Spannung der Ausgangslösung bei einem $p_H$ von 6,2 54,4 Dyn.

Die Oberflächenspannung des Globulins in Abhängigkeit von der Wasserstoffionenkonzentration zeigt ein Verhalten, das dem des Albumins ähnlich ist, nur ergibt sich ein ganz scharf ausgesprochenes Minimum bei einem $p_H$ von 4,7. Die Gesamtwerte liegen ebenfalls zwischen 50 und 60 Dyn, bei 7,2 ist ein Gipfel feststellbar, der nicht sehr ausgesprochen ist. Von 4,3 nach unten treten Flokkungen auf.

Ein besonderes Interesse bietet nun eine Mischung von Albumin und Globulin. Es ergab sich hierbei die nicht ganz erwartete Tatsache, daß sich die Wirkungen der beiden auch in höheren Verdünnungen nicht addieren, sondern im Gegenteil, daß die Oberflächenspannung im ganzen erheblich höher liegt und damit die Oberflächenaktivität geringer geworden ist. Das Maximum ist bei einem $p_H$ von 7,2 nachzuweisen. Die Stabilität des Gemisches ist jedoch geringer, was besagt, daß bei einer geringen Änderung der Wasserstoffionenkonzentration im physiologischen Bereich eine deutliche Änderung der Oberflächenspannung eintritt. Außerdem kommt es bei einem $p_H$ von 4,7 zu einem ganz ausgesprochenen Minimum, das nach den vorher angestellten Untersuchungen lediglich durch die Globulinwirkung bedingt sein muß. Daraus muß geschlossen werden, daß das Minimum der Oberflächenspannung im Serum nicht, wie BUGLIA annimmt, durch Wirkung der Albuminfraktion bedingt sein muß, sondern Ausdruck der Globulinwirkung ist. Es muß aber eingewendet werden, daß wohl das Minimum bei 4,7 Wirkung des Globulins ist, daß aber die Spannungswerte im ganzen gesehen fast 10 Dyn über den Serumwerten liegen. Nimmt man höher konzentrierte Lösungen, so gehen die Werte nicht mehr herunter, sondern steigen im Gegenteil wieder etwas an.

Es ist daher ausgeschlossen, daß die Proteine eine derartig dominierende Rolle bei der Oberflächenspannung des Serums spielen, sondern es müssen noch andere Faktoren wirksam sein, die daran einen ganz wesentlichen, wenn nicht entscheidenden Anteil haben.

### b) Die Lipoide.

Aus der Erkenntnis heraus, daß mit einer vorwiegenden Wirkung der Eiweißkörper die Vorgänge im Serum und seine Oberflächenaktivität nicht erklärt werden können, wurden die Lipoide einer entsprechenden Untersuchung unterzogen.

Über die Oberflächenspannung des Lecithins und ihre Abhängigkeit von der Wasserstoffionenkonzentration gibt es eine Arbeit von PRICE und LEWIS, die feststellten, daß die Oberflächenaktivität im isoelektrischen Punkt ein scharfes Minimum erreicht. Die Werte sind mit einer dynamischen Methode gewonnen und ergeben daher für uns keine Vergleichswerte. Aus unten angeführten Gründen wird nur der Bereich von 4,4—8,0 gebracht. Dabei wurde so vorgegangen, daß verschiedene Stammlösungen von $p_H$ 4,4, 5,6, 6,2, 6,8, 7,0, 7,2, 7,4, 8,0 hergestellt wurden. Von diesen Lösungen wurde nun die dynamische und statische Spannung festgestellt und der Zeitabfall errechnet. Dann wurden Verdünnungsreihen mit genau eingestellten Pufferlösungen hergestellt und davon wiederum der $p_H$-Gehalt und die Oberflächenspannung gemessen. Dabei ergaben sich bei einer Ausgangskonzentration von 0,125 g% folgende Werte:

Tabelle 1.

| | $p_H$ 4,4 | Zeit-ab-fall | $p_H$ 5,6 | Zeit-ab-fall | $p_H$ 6,2 | Zeit-ab-fall | $p_H$ 6,8 | Zeit-ab-fall | $p_H$ 7,0 | Zeit-ab-fall | $p_H$ 7,2 | Zeit-ab-fall | $p_H$ 7,4 | Zeit-ab-fall | $p_H$ 8,0 | Zeit-ab-fall |
|---|---|---|---|---|---|---|---|---|---|---|---|---|---|---|---|---|
| Ausgangslösung | 37,6 | 16,6 | 36,7 | 18,6 | 34,9 | 17,6 | 36,3 | 18,9 | 35,7 | 17,8 | 36,8 | 17,3 | 34,6 | 18,3 | 34,7 | 16,9 |
| 1:2 | 36,8 | 28,0 | 37,6 | 30,6 | 37,9 | 19,1 | 38,6 | 20,5 | 37,0 | 21,5 | 38,7 | 17,8 | 35,7 | 28,6 | 36,4 | 20,7 |
| 1:4 | 36,8 | 35,7 | 37,7 | 34,1 | 39,3 | 33,2 | 41,8 | 30,6 | 41,1 | 28,9 | 42,2 | 27,4 | 38,7 | 28,6 | 37,7 | 31,8 |
| 1:8 | 39,7 | 33,2 | 40,6 | 32,4 | 44,0 | 28,9 | 44,6 | 27,0 | 46,1 | 26,5 | 46,4 | 25,8 | 42,1 | 30,0 | 42,4 | 29,5 |
| 1:16 | 47,8 | 25,2 | 48,0 | 25,0 | 48,6 | 24,2 | 51.7 | 21,0 | 51,1 | 21,7 | 55,0 | 17,7 | 52,2 | 20,4 | 51,6 | 20,6 |
| 1:32 | 61,0 | 12,0 | 57,6 | 15,4 | 57,6 | 15,3 | 62,2 | 10,5 | 61,6 | 11,2 | 64,6 | 8,2 | 63,8 | 8,9 | 67,1 | 5,0 |
| 1:64 | 70,8 | 2,2 | 66,8 | 6,2 | 71,0 | 1,8 | 69,1 | 3,8 | 73,2 | 0,0 | 73,1 | 0,0 | 72,7 | 0,1 | 72,8 | 0,0 |
| 1:128 | 73,0 | 0,0 | 73,0 | 0,0 | 73,0 | 0,0 | 73,0 | 0,0 | 73,0 | 0,0 | 73,0 | 0,0 | 73,0 | 0,0 | 73,0 | 0,0 |

In diesem Bereich besteht der Vorteil, daß als Pufferlösung ausschließlich $Na_2HPO_4$ und $KH_2PO_4$ (mol/60) benutzt werden kann, so daß evtl. Fehlerquellen durch Anwendung anderer Puffersubstanzen von vornherein zu vermeiden sind. In ähnlicher Weise wurde auch bei den Eiweißfraktionen vorgegangen. Werden nun die Werte bei einer niedrigen Wasserstoffionenkonzentration untersucht, so ist feststellbar, daß das Lecithin im großen und ganzen weniger von der Wasserstoffionenkonzentration abhängig ist als die Proteine.

Es findet sich jedoch bei einem $p_H$ von 2,8 eine minimale Spannung, was gut mit den Untersuchungen von PRICE und LEWIS übereinstimmt, die für das Lecithin, das von ihnen verwandt wurde, einen isoelektrischen Punkt von 2,6 fanden. Allerdings müssen dazu andere Pufferlösungen verwandt werden. Auf anderem Wege hat auch FUGII für diese H-Ionenkonzentration den isoelektrischen Punkt für das Lecithin gefunden. Hinzugefügt muß jedoch werden, daß im stärker sauren Bereich die Lecithinsole außerordentlich unstabil sind, so daß es häufig zu Flockungen während der Bestimmung kommt.

Aus den Analysen ergibt sich, daß auf der sauren Seite im gemessenen Bereich in höheren Konzentrationen eine besondere Abhängigkeit vom $p_H$-Gehalt nicht nachzuweisen ist, wie auch von PRICE und LEWIS festgestellt wurde. Es findet sich jedoch, daß ein ausgesprochenes Minimum der Oberflächenaktivität bei einem $p_H$ von 7,2 eintritt, während bei 7,0 und 7,4 eher ein Maximum der Aktivität feststellbar ist. Werden noch höhere Konzentrationen untersucht, so wird die Abhängigkeit von der Ionenkonzentration immer geringer, und in einer 2 proz. Lösung ist sie so gut wie überhaupt nicht mehr feststellbar. Man kann daher sagen, daß die Lecithinlösung bezüglich ihrer Oberflächenaktivität in dieser Konzentration als gesättigt bzw. übersättigt zu betrachten ist. Stellt man Verdünnungsreihen her und bestimmt die Oberflächenspannung, so ergibt sich, daß zunächst natürlich die Oberflächenaktivität mit der Abnahme der Menge des vorhandenen aktiven Stoffes parallel geht. Außerdem wird aber bei einem $p_H$ von 7,2 ein Minimum der Aktivität erreicht, das immer ausgesprochener wird. Es muß daraus geschlossen werden, daß die Oberflächenaktivität des Lecithins sehr stark von der Reaktion des Milieus, in dem es gelöst wird, abhängig ist, und außerdem,

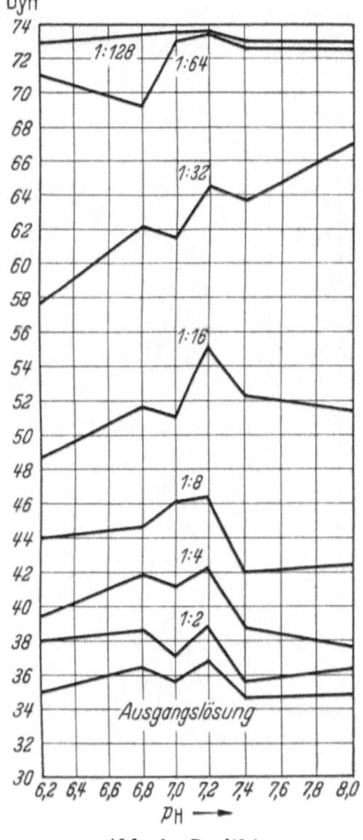


Abb. 9. Lecithin.
(Nach KELLER u. KÜNZEL.)

daß die Aktivität im Bereich des physiologischen $p_H$ eine stark wechselnde Größe ist, so daß $p_H$-Schwankungen im Körper, wie sie in physiologischer Weise vorkommen, schon große Veränderungen in den vom Lecithin gebildeten Grenzflächen hervorrufen.

Wendet man sich nun der Messung der Oberflächenaktivität des Cholesterins zu, so muß zunächst versucht werden, reine Cholesterinsuspensionen herzustellen, was nach den Angaben in der Literatur nicht allzu schwierig erscheint.

Eine der ältesten Angaben stammt von PORGES und NEUGEBAUER, die hochkonzentrierte stabile Cholesterinhydrosole dadurch bekamen, daß sie Cholesterin zunächst in Aceton lösten, diese Lösung in Wasser brachten und das Aceton wieder abdampften. RONA und DEUTSCH benutzten dieselben Methoden. Ihre erhaltenen Sole zeigen jedoch nur einen sehr geringen Cholesteringehalt. Weiterhin berichtet STERN ausführlich über die Herstellung seiner Cholesterinhydrosole, die er mit Hilfe von kochendem Alkohol herstellt. Auf die Herstellung derartiger Sole wurde viel Zeit und Mühe verwandt, ohne daß jedoch einigermaßen zufriedenstellende Resultate erzielt werden konnten. Die erreichten Konzentrationen sind sehr wechselnd und entsprechend auch die Werte für die Oberflächenspannung. Sie zeigen jedoch alle eine beträchtliche Aktivität. Außerdem wurde die Beobachtung gemacht, daß mehrmals umkrystallisiertes Cholesterin immer schlechtere Resultate ergibt, was schon Theorell betont. Remesow, der sich seit Jahren mit Cholesterinsolen und ihrer Herstellung beschäftigt, gab 1930 eine eigene Methode an, mit der es ihm gelungen sein soll, verhältnismäßig hochprozentige Lösungen zu bekommen. In jüngster Zeit teilt er jedoch mit, daß eine solche Solbildung mit reinstem Cholesterin nur schwer gelingt. Er bezweifelt daher die Reinheit des gewöhnlichen krystallisierten Cholesterins, welches im allgemeinen benutzt wird.

Es bleibt daher nichts weiter übrig, als den schon öfters begangenen Weg zu beschreiten und ein Schutzkolloid zu nehmen. Da die Oberflächenaktivität des Lecithins oben genau beschrieben wurde, war es naheliegend, dieses als Schutzkolloid zu gebrauchen. Die Herstellung einer wäßrigen Lösung von gleichen Teilen Lecithin und Cholesterin gelingt bis zu 2% ohne weiteres. Hierauf wurden Lösungen vom selben Lipoidgehalt angefertigt, die außerdem den beim Lecithin beschriebenen $p_H$-Gehalt hatten. Dabei fiel das Cholesterin in Konzentration bis zu 0,01% im Bereich von $p_H$ 4,4, 4,6, 5,6 und 6,2 aus, während es im physiologischen $p_H$-Bereich in Lösung blieb. Wurden niedrigere Konzentrationen gewählt, so unterblieb das Ausfallen auch bei niedrigeren $p_H$-Werten.

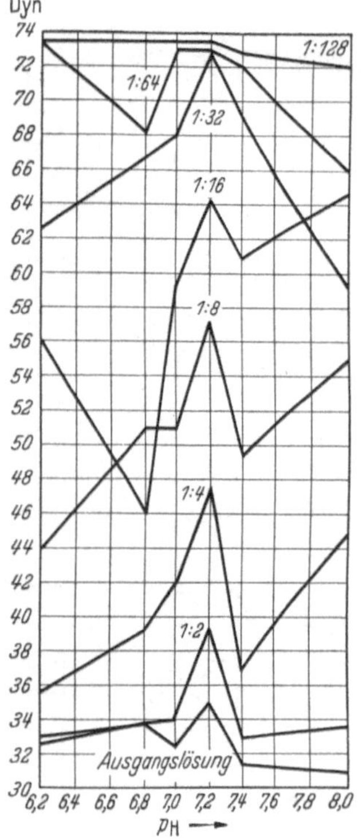


Abb. 10. Cholesterin + Lecithin. (Nach Keller u. Künzel.)

Bei einiger Übung und peinlicher Genauigkeit der Zubereitung bekommt man dann Solen, deren Cholesteringehalt gleich ist. Ebenso schwanken die Oberflächenspannungswerte nur wenig. Sie ergeben auch in Verdünnungsreihen vergleichbare Resultate.

Die Ergebnisse, die aus 5 Mischungen von frisch hergestellten Lösungen stammen und die 0,125% Lecithin und 0,125% Cholesterin enthalten, sind in Abb. 10 dargestellt.

Dabei ist also bemerkenswert, daß die Oberflächenaktivität der Cholesterin-Lecithin-Suspension größer ist als die der reinen Lecithinlösungen; hinzu kommt, daß im physiologischen Bereich ebenfalls ein Minimum der Stabilität vorhanden ist. Diese Labilität ist bei einer Mischung beider sogar erheblich größer als beim Lecithin allein. Bemerkenswert ist noch, daß bei 7,2 wiederum ein Minimum der Oberflächenaktivität vorhanden ist, das bei 7,0 und 7,4 in ein Maximum umschlägt, so daß der Gipfel, der schon beim Lecithin bei 7,2 vorhanden ist, beim Lecithin-Cholesterin-Gemisch noch deutlicher herauskommt.

Damit hätten wir zwei Arten von Stoffen, die im Serum vertreten sind, in ihrer Oberflächenaktivität untersucht und die Unterschiede beleuchtet. Es war nun natürlich, daß wir die Einwirkung dieser beiden Stoffe aufeinander studierten. Zunächst wurde Albumin und Lecithin zu gleichen Teilen (0,1%) gemischt. Man sieht dann, daß die Oberflächenspannung im physiologischen $p_H$-Bereich gegenüber dem Lecithin nur unbedeutend erniedigt ist. In bezug auf Albumin tritt jedoch eine maximale Senkung ein. Außerdem ist der sonst feststellbare Gipfel bei einer Ionenkonzentration von 7,2 nicht sicher feststellbar. Das Gemisch ist also gegen geringe $p_H$-Änderungen im physiologischen Bereich relativ unempfindlicher als Lecithin allein geworden. Außerdem ist das Albumin nicht in der Lage, die Aktivität des Lecithins wesentlich zu beeinflussen. Wird nun eine Mischung von Globulin und Lecithin hergestellt, so kommt es zu einer merklicheren Erhöhung der Tension. Ein Gipfel bei 7,2 ist nicht sicher feststellbar, dagegen zeigt sich bei einem $p_H$ von 4,7 ein Minimum der Spannung, was nach vorhergegangenen Untersuchungen nur mit einer Globulinwirkung erklärt werden kann. Der für das Lecithin festgestellte isoelektrische Punkt macht sich in der Kurve ebensowenig wie beim Lecithin-Albumin-Gemisch bemerkbar. Die Verhältnisse für ein Albumin-Cholesterin- und Globulin-Cholesterin-Gemisch liegen ähnlich, jedoch sind die Sole recht schwierig herstellbar und nur wenige Stunden haltbar. Die Globulin-Cholesterin-Sole sind etwas stabiler als die Albumin-Cholesterin-Sole. Letztere sind trotz gleicher Herstellung und peinlichster Genauigkeit in ihren Spannungswerten nicht immer gleich. Es treten auch häufig bei verschiedenen Ionenkonzentrationswerten Ausflockungen auf. Manche Albumin-Cholesterin-Sole flocken schon bei 6,0, andere erst bei 3,0. Es gelang nicht, den Grund für dieses wechselnde Verhalten festzustellen. Bei den Globulin-Cholesterin-Solen zeigt sich unverkennbar ein Minimum bei 4,7. Die Oberflächenaktivität des Gemisches ist relativ niedrig, und die Globulinfraktion setzt die Spannung stärker herab als die Albuminfraktion. Als letztes bleibt noch ein Gemisch von Albumin-Globulin-Lecithin. Dieses zeigt im physiologischen Bereich eine um etwa 8 Dyn höhere Spannung als das Lecithin allein. Wird allmählich mehr Eiweiß zugesetzt, und zwar im besonderen Globulin, so kann die Spannung bis über 50 Dyn erhöht werden. Hierbei bildet sich ein deutlicher Gipfel mit 7,2 heraus, wie er auch im Serum selbst feststellbar ist. Dieser Gipfel ist also Ausdruck der Spannungswirkung der Eiweiße und Lipoide gemeinsam. Das Minimum der Oberflächenspannung von 4,7 im Serum ist nach den vorherigen Untersuchungen alleinige Globulinwirkung.

Es muß damit angenommen werden, daß die Oberflächenspannung des Serums vorwiegend auf einem Kräftespiel der Eiweißkörper und Lipoide beruht. Beide sind für sich allein oberflächenaktiv, die Lipoide jedoch in ungleich stärkerem Maße als die Eiweißkörper. Werden beide zusammengebracht, so wird die hohe Aktivität der Lipoide durch die Eiweiße infolge von Adsorptionsvorgängen gemildert. Von den Eiweißen selbst ist die Globulinfraktion altiver als die Albuminfraktion.

## 7. Untersuchungen der monomolekularen Schicht des Serums und seiner Bestandteile.

Im vorigen Kapitel wurden das Verhalten des Serums und seiner Bestandteile und besonders auch die Einwirkung der einzelnen Bestandteile aufeinander in Abhängigkeit von der Wasserstoffionenkonzentration eingehend beleuchtet.

In diesem Kapitel sollen nun im besonderen die Vorgänge im Bereich des maximalen Zeitabfalls untersucht werden. Die Bedeutung des maximalen Zeitabfalls wurde schon eingangs eingehend besprochen und namentlich auf die Arbeiten von Du Nouy hingewiesen. Du Nouy legt besonders Wert auf die Feststellungen, bei welchem Verdünnungsgrad die monomolekulare Schicht eintritt und welche Oberflächenaktivität die Lösung bei dieser Verdünnung zeigt. Er selbst stellt fest, daß bei Normalseren die in Frage stehende Schicht ungefähr bei einer Verdünnung von $10^{-4}$ liegt. Sie kann sich aber, wie unten noch näher beschrieben wird, bei pathologischen Seren stark verschieben.

Ein genaueres Studium der monomolekularen Schicht von Du Nouy, das sich besonders auf Serum, Ovalbumin und Natrium-Ooleat erstreckt, ergab aber bald, daß meist nicht nur ein Minimum, sondern mehrere festzustellen sind. Dabei ist es so, daß zwar ein ausgesprochenes Minimum vorhanden ist, daß aber noch andere Gipfel nachzuweisen sind, die nie so ausgeprägt, jedoch deutlich sind. Er erklärte diese Minima damit, daß die Moleküle verschiedene Möglichkeiten haben, sich in die Oberfläche einzuordnen, und zog daraus weitgehende Schlüsse über die verschiedenen Seitenlängen der Moleküle und errechnet auf diese Weise den Inhalt eines Natrium-Oleat-Moleküls.

Er untersucht dann weiter das Ovalbumin und erhält bei ihm 4 Minima, dieses vierte Minimum erklärt er mit der Bildung einer Doppelschicht der Moleküle. In unseren folgenden Untersuchungen wird aus verschiedenen Gründen bewußt auf die Auswertung aller Minima verzichtet und lediglich das tatsächliche Minimum festgestellt. Das hat den Vorzug, daß es konstant bei derselben Verdünnung auftritt und leicht reproduzierbar ist. Bei den anderen handelt es sich um nicht ganz regelmäßig auftretende Spannungsunterschiede, die sich nur gegenüber der in der Nähe liegenden Verdünnungen im Sinne einer maximalen Aktivität äußern. Sie liegen meist nicht in den in vorliegenden Untersuchungen benutzten Verdünnungsgraden und kommen damit häufig nicht zur Darstellung.

Darauf wurde die Frage untersucht, welche Serumbestandteile an der Bildung der monomolekularen Schicht beteiligt sind oder in welcher Weise sich die einzelnen Serumbestandteile bei einer gegebenen Einwirkung aufeinander in der monomolekularen Schicht bemerkbar machen.

Dabei wurde so vorgegangen, daß zunächst einmal die wichtigsten und bekanntesten Serumbestandteile in Verdünnungsreihen bei einem $p_H$ von 7,2 bestimmt und dabei der Eintritt der monomolekularen Schicht genau festgelegt wurde. Des weiteren erstreckten sich die Untersuchungen darauf, wie sich Mischungen der verschiedenen Bestandteile in Verdünnungsreihen verhalten und ob Verschiebungen des Eintrittes der monomolekularen Schicht festzustellen sind. Die Werte für die Eiweißkörper und Lipoide sind in einem früheren Kapitel schon angegeben und dabei auch der Eintritt in die monomolekulare Schicht eingezeichnet.

Nach vielen Voruntersuchungen ergab sich nun, daß die Aktivität dieser Bestandteile am besten demonstriert werden kann, wenn man diese auf einen körperfremden, in seiner Aktivität aber genau bekannten Stoff einwirken läßt. Seine Aktivität muß dabei konstant und leicht reproduzierbar sein. Wir wählten dafür das Natrium-Oleat. Dabei handelt es sich also um eine Methode, die im

Prinzip schon oft angewandt worden ist, die bekannteste derartige Methode ist die Meiostagminreaktion von Ascoli und Izar.

Sie wurde zunächst als diagnostische Reaktion auf das Carcinom gewertet, später mußte jedoch ihre vermeintliche Spezifität aufgegeben werden. Heute wird angenommen, daß ihr positiver Ausfall nur einen pathologischen Zustand des Körpers angibt. Die beiden Autoren gingen von der Beobachtung aus, daß durch Zusatz von Alkoholextrakt einer Typhusbacillenausschwemmung zu verdünntem Serum eines Typhuskranken eine Oberflächenspannungssenkung eintritt gegenüber eines Gemisches von verdünntem Serum in physiologischer Kochsalzlösung ohne Extraktzusatz. Diese Senkung bleibt aber aus, wenn man das Serum eines Nichttyphuskranken auf dieselbe Weise behandelt. Genau dieselben Befunde sind nun am Carcinomserum durch Belastung mit alkoholischen Ca.-Extrakten zu erheben. Ascoli hielt die Spannungssenkung zunächst für eine Immunitätsreaktion. Diese Ansicht mußte bald verlassen werden, da es sich herausstellte, daß die Reaktion nicht spezifisch für eine bestimmte Krankheit ist. Außerdem gab es auch positive Resultate mit anderen „Antigenen". Als besonders brauchbar erwies sich hierbei ein Linol-Rhizinol-Säuregemisch. Laufende Untersuchungen der verschiedenen Krankheitsgruppen ergaben dann, daß die Reaktion bei den meisten Carcinomen nachzuweisen ist. Es zeigte sich jedoch bald, daß Tuberkulosen, Osteomyelitiden, Verbrennungen, schwere Lungenentzündungen, kachektische Zustandsbilder ebenfalls positive Resultate ergeben. Die Reaktion fand im Laufe der Zeit sehr viel Nachuntersuchungen (Blumenthal, Kelling, Catoretti und Micheli), die im wesentlichen die Befunde von Ascoli bestätigten, der diagnostische Wert mußte jedoch immer mehr eingeschränkt werden.

Die theoretischen Auslegungen dieses Vorganges waren sehr vieldeutig. Wie schon erwähnt, hielt es Ascoli für eine Antigen-Antikörper-Reaktion. Kelling und Stammler glaubten, daß Stoffe, die durch pathologische fermentative Prozesse entstanden sind, die Spannung des Serums erniedrigen. Izar nimmt wiederum an, daß die Senkung durch eine Zunahme von Lipoiden bedingt sei im Verein mit einer Abnahme von Stoffen, die normalerweise die Aktivität des Serums durch Pufferung vermindern.

Später hat sich dann Farmer-Loeb eingehend mit dem Wesen der Meiostagminreaktion beschäftigt. Er untersuchte zunächst, inwieweit ein Zusatz von alkoholischer Linol-Rhizinol-Säurelösung die Spannung des Serums spontan erniedrigt. Er konnte dabei feststellen, daß zunächst die Spannung stark sinkt, um danach wieder anzusteigen, um einen bestimmten Wert anzunehmen. Die ganze Erscheinung kommt also auf das Du Nouysche Phänomen heraus. Du Nouy belastete Seren und ihre Verdünnungen mit wechselnden Mengen von Natrium-Oleat und sah regelmäßig im Laufe der ersten Minuten ein starkes Absinken der Spannung, die dann jedoch schnell wieder anstieg. Wird unverdünntes Serum benutzt und verhältnismäßig geringe Oleatmengen, so wird der Ausgangswert wieder völlig erreicht. Bei Benutzung von Serumverdünnungen und verhältnismäßig größeren Oleatmengen stellt sich die Spannung am Ende auf einen gewissen Mittelwert ein, wobei aber stets zunächst ein starkes Absinken und dann ein Wiederansteigen zu beobachten ist. In dieser Erscheinung sieht Du Nouy eine wichtige regulatorische Fähigkeit des Serums und erklärt sie damit, daß eine Adsorption der kleineren Moleküle an die größeren stattfindet. Nach Zusatz von Oleat gelangt dieses zunächst an die Oberfläche und senkt die Spannung stark. Im Verlauf von einigen Minuten werden dann die Moleküle des Natrium-Oleats durch die größeren Eiweißmoleküle adsorbiert, dadurch verschwinden die Oleatmoleküle wieder aus der Oberfläche, und die Spannung steigt an. Bei höheren Serumkonzentrationen können auf diese Weise sämtliche Oleatmoleküle adsorbiert werden, so daß sich der alte Spannungswert wieder einstellt. Ja es kann sogar zu einer Erhöhung über den Ausgangswert kommen, was damit erklärt werden kann, daß auch die Natrium-Oleat-Moleküle eine adsorptive Wirkung entfalten und capillaraktive Gruppen der Eiweiß- und Lipoidmoleküle binden und solche Gemische inaktiver machen. Werden größere Natrium-Oleat-Mengen oder Serumverdünnungen verwandt, so können nicht alle Oleatmoleküle vom Eiweiß gebunden werden, sie treten wieder an die Oberfläche und senken so die Spannung. Die Adsorption und Anordnung der Moleküle und Molekülgruppen an der Oberfläche braucht nun eine gewisse Zeit, und der Endwert kann durch statische Messungen festgestellt werden.

Hĕrçik hat diese Erscheinungen auch im Pflanzenbereich nachweisen können. Er nimmt an, daß in den lebenden Zellen alle Produkte des Stoffwechsels, die an sich die Spannung erniedrigen, durch größere Moleküle- oder Molekülgruppen adsorbiert werden müssen. Er denkt dabei besonders an die Lipoide.

Es ist nun leicht zu beweisen, daß die eben beschriebenen Verhältnisse nicht nur für Serum und Natrium-Oleat Geltung haben, sondern auch für andere oberflächenaktive Stoffe, z. B. das von Ascoli und Izar gebrauchte Linol-Rhizinol-Säuregemisch. Farmer-Loeb kommt auf Grund dieser Überlegungen und Untersuchungen zu der Auffassung, daß das Wesen der Meiostagminreaktion darin besteht, daß das pathologisch veränderte Serum unfähig ist, die durch capillaraktive Stoffe erniedrigte Oberflächenspannung im selben Maße wieder zu erhöhen wie das normale. Er betont, wie auch Du Nouy, daß dieser Vorgang nicht spezifisch für das Serum, sondern durch die Kolloide als solche bedingt ist. In anderen Arbeiten versuchte dann Lasnitzki und Farmer-Loeb quantitativ die Adsorption der Buttersäure an den Molekülgruppen der Gelatine und Stärke zu verfolgen, wobei als Maß der Adsorption die Spannungsänderung genommen wurde. Dabei zeigt sich, daß tatsächlich capillaraktive Stoffe adsorbiert werden, und daß die Größe der Adsorption sich nach der Freundlichschen Adsorptionsformel richtet.

Brinkmann und Van de Velde befassen sich besonders mit Serumbelastungen und betonen die Notwendigkeit, statische Werte der Tension zu bestimmen, was mit anderen Worten heißt, daß die Spannung erst nach der Zeit bestimmt wird, nach der ein Gleichgewicht zwischen den Konzentrationen in der Oberfläche und im Innern der Lösung zustande gekommen ist. Sie müssen daher die stalagmometrische Methode für diese Art von Messungen ablehnen. Die beiden Autoren haben nun die Spannung von Serum und Wasser untersucht und verschiedene Konzentrationen vom Natrium-Oleat hinzugefügt. Sie stellen fest, daß der Wasserwert, wie zu erwarten, sehr schnell bei einer geringen Oleatkonzentration absinkt, während bei derselben Konzentration der Serumwert überhaupt noch keine Änderung zeigt. Im Serum tritt erst bei sehr viel höheren Konzentrationen des Oleats eine Senkung ein, sie ist jedoch nie so groß wie beim reinen Wasser. Sie folgern daraus, daß es im lebenden Organismus überhaupt nicht möglich ist, durch eine erträgliche Menge von oberflächenaktiven Substanzen die Spannung über ein gewisses Maß zu senken, woraus sich auch schließen läßt, daß im unveränderten Serum die Oberflächenspannungsänderung bei verschiedenen Krankheiten sehr gering ist und ihre praktische Auswertung Schwierigkeiten macht. Andererseits besteht theoretisch die Möglichkeit, durch quantitative Feststellung der Adsorptionsfähigkeit des Serums genaueren Einblick in seinen jeweiligen Zustand zu bekommen. Aus diesem Grunde wurden nachfolgende Serumbelastungen angestellt. Vorauszuschicken wäre noch, daß sämtliche Lösungen und Gemische auf eine Wasserstoffionenkonzentration von 7,2 mittels Pufferlösungen von SÖRENSEN gebracht worden sind.

Die Werte für die in Frage kommenden Substanzen sind in Tabelle 2 angegeben.

Tabelle 2.

| | Na-Ol. | Alb. | Glob. | Lec. | Alb. + Na-Ol. | Glob. + Na-Ol. | Lec. + Na-Ol. | Chol. + Na-Ol. | Alb. + Glob. + Na-Ol. | Alb. + Lec. + Na-Ol. | Serum verd. + Na-Ol. |
|---|---|---|---|---|---|---|---|---|---|---|---|
| Ausgangslösung | 28,6 | 62,8 | 62,1 | 36,8 | 29,6 | 30,4 | 27,8 | 28,4 | 31,0 | 30,4 | 30,1 |
| 1:2 | 30,1 | 64,1 | 64,6 | 38,2 | 29,7 | 31,6 | 29,0 | 29,3 | 31,4 | 29,9 | 30,0 |
| 1:4 | 33,8 | 64,8 | 67,4 | 36,1 | 31,8 | 30,3 | 28,0 | 29,4 | 33,1 | 32,6 | 30,2 |
| 1:10 | 34,2 | 65,6 | 63,6 | 35,4 | 33,2 | 32,2 | 29,4 | 29,0 | 34,1 | 34,7 | 30,7 |
| 1:20 | 36,6 | 67,2 | 64,6 | 48,4 | 33,7 | 33,4 | 31,0 | 29,8 | 36,2 | 34,9 | 33,1 |
| 1:40 | 37,4 | 67,9 | 61,7 | 52,4 | 36,0 | 33,7 | 31,4 | 32,9 | 37,6 | 38,7 | 34,5 |
| 1:100 | 42,1 | 63,9 | 61,8 | 54,6 | 40,8 | 37,9 | 36,8 | 37,0 | 38,5 | 40,0 | 35,7 |
| 1:200 | 46,7 | 72,8 | 63,6 | 71,0 | 45,2 | 44,5 | 42,2 | 43,6 | 42,6 | 54,2 | 45,5 |
| 1:400 | 55,9 | 74,0 | 74,0 | 74,0 | 55,2 | 54,0 | 49,7 | 51,9 | 45,0 | 56,8 | 58,0 |
| 1:600 | 73,7 | 74,0 | 74,0 | 74,0 | 58,3 | 59,5 | 57,3 | 61,0 | 54,0 | 61,9 | 52,8 |
| 1:800 | 74,0 | 74,0 | 74,0 | 74,0 | 58,5 | 63,2 | 68,0 | 71,0 | 63,6 | 64,9 | 61,1 |
| 1:1000 | 74,0 | 74,0 | 74,0 | 74,0 | 66,3 | 67,8 | 74,0 | 74,0 | 67,6 | 69,2 | 65,3 |
| 1:2000 | 74,0 | 74,0 | 74,0 | 74,0 | 70,2 | 74,0 | 74,0 | 74,0 | 70,2 | 71,6 | 66,2 |
| 1:4000 | 74,0 | 74,0 | 74,0 | 74,0 | 74,0 | 74,0 | 74,0 | 74,0 | 74,0 | 74,0 | 74,0 |

Aus der Tabelle 2 ergibt sich also, daß das Natrium-Oleat, allein gemessen, in der Ausgangslösung (0,1%) eine sehr hohe Oberflächenaktivität zeigt. Der Zeitabfall ist jedoch gering, was besagt, daß die Moleküle sofort nach dem Eingießen an der Oberfläche sind und eine besondere Anordnung in der Oberflächenschicht nicht stattfindet. Bei einer Verdünnung von 1:10 wird der Zeitabfall meßbar größer, und bei einer Verdünnung von 1:100 ist die monomolekulare Schicht mit dem maximalen Zeitabfall erreicht. Auch bei einer Verdünnung von 1:20 tritt ein Knick in der Kurve ein, der in eine ausgesprochene Zacke übergeht, wenn Verdünnungen von 1:18 und 1:19 hergestellt werden. Es handelt sich also hierbei um eine weitere monomolekulare Schicht, in der nach DU NOUY angenommen werden kann, daß die Moleküle mit einer anderen Seite in die Oberfläche eingefügt sind, jedoch muß betont werden, daß der Zeitabfall niemals die Höhe erreicht wie bei einer Verdünnung von 1:100, bei der auch die monomolekulare Schicht weitaus die konstantesten Werte ergibt. Diese Verdünnung hat außerdem den Vorteil, daß der Eintritt der monomolekularen Schicht in einer breiteren Verdünnungsspanne nachzuweisen ist. Es macht z. B. nichts aus, ob bei einer Verdünnung von 1:190 oder 1:215 gemessen wird. Der Wert

38*

des Zeitabfalles bleibt in diesem Bereich ungefähr derselbe. Nach Eintritt der
Monoschicht fällt die Aktivität schnell ab und erreicht bei 1:800 den Wasserwert. Dabei ist noch zu bemerken, daß sich der Eintritt nicht bemerkbar macht,
wenn nur der statische Wert bestimmt wird. Bei Bestimmung des statischen
Wertes wird nur eine gleichmäßig ansteigende Kurve zum Wasserwert erreicht,
wie sich aus den angegebenen Zahlen und der Tabelle deutlich ergibt. Es ist
das ein Verhalten, das auch bei einem großen Teil der menschlichen Seren gefunden wird.

Wird nun eine Mischung von Natrium-Oleat und der Albuminfraktion hergestellt, und zwar so, daß 1 ccm einer 0,1 proz. Natrium-Oleat-Lösung mit 1 ccm
einer 0,1 proz. Lösung der Albuminfraktion zusammengebracht wird, so zeigt
sich, daß in der Ausgangslösung die Wirkung des Natrium-Oleats bei weitem

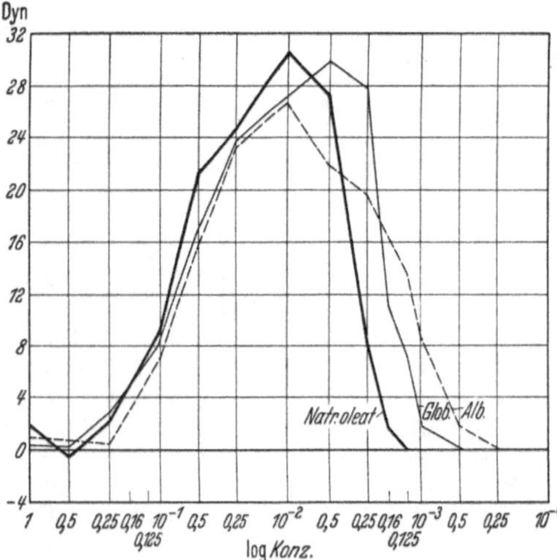


Abb. 11. Na-Oleat; Albumin+Na-Oleat; Globulin+Na-Oleat. (Nach Keller u. Künzel.)

überwiegt, so daß die Werte sehr nahe
bei den Werten des reinen Natrium-
Oleats liegen. Es tritt jedoch eine
gewisse, wenn auch geringe Erniedrigung der Aktivität ein. Diese Erniedrigung bleibt auch bei höheren Konzentrationen des Albumins stets erhalten und wird sogar noch etwas
stärker. Verfolgt man nun die Werte
in den weiteren Verdünnungen, so ist
festzustellen, daß die Erniedrigung
bald in eine Erhöhung umschlägt,
und daß diese Erhöhung dann dauernd nachzuweisen ist. Weiter ergibt
sich, daß der Zeitabfall kleiner ist als
beim reinen Natrium-Oleat. Der Eintritt der monomolekularen Schicht erfolgt beim selben Verdünnungsgrad,

die Werte in Dyn gemessen sind ebenfalls kleiner. Verfolgt man den Verlauf der
Kurve weiter, so ist zu sehen, daß das Gemisch bei oben gegebener Ausgangskonzentration den Wasserwert bei 1:800 nicht erreicht, sondern daß dieser erst
bei einer Verdünnung von 1:4000 eintritt. Diese Einwirkung ist typisch für
die Albuminfraktion und wird von keinem anderen Serumbestandteil hervor-
gerufen.

Unter denselben Bedingungen wurde nun das Globulin einer Untersuchung
unterzogen. In höherer Konzentration ist sein Verhalten dem Albumin gleich,
nur ist die Verminderung der Aktivität noch etwas stärker als beim Albumin.
Werden die Werte der Verdünnungsreihen verfolgt, so zeigt sich, daß die Erniedrigung der Aktivität ebenfalls in eine Erhöhung umschlägt, aber erst bei
einer etwas höheren Verdünnung. Dagegen wird der Wasserwert schon bei
einer Verdünnung von 1:2000 erreicht. Wird der Zeitabfall ausgewertet, so
ergibt sich die interessante Tatsache, daß dieser entsprechend des Albumins
niedriger ist als beim reinen Natrium-Oleat, daß sein Eintritt dagegen erst
bei einer Verdünnung von 1:200 festzustellen ist. Diese beschriebenen Tatsachen sind ein Verhalten, das speziell den Eiweißkörpern zuzuschreiben ist.

Wir werden im folgenden sehen, daß sie sich dadurch von den Lipoiden maßgeblich unterscheiden.

Eine Mischung von Natrium-Oleat und Lecithin wiederum mit denselben Ausgangskonzentrationen zeigt, wie zu erwarten, daß die Aktivität des Gemisches und der Ausgangslösung stärker ist als die des Natrium-Oleats oder Lecithins allein. Die Aktivität bleibt auch stets größer bis zum Wasserwert, der bei einer Verdünnung von 1:1000 eintritt, und damit etwas später als beim Oleat allein, jedoch immer früher als bei den Eiweißkörpern. Die Betrachtung des Zeitabfalls ergibt, daß der Einfluß der Lipoide bei ihm noch deutlicher nachzuweisen ist. Die monomolekulare Schicht tritt schon bei einer Verdünnung von 1:40 auf, und der Zeitabfall ist sehr groß (Abb. 12).

Ganz ähnlich verhält sich das Cholesterin, dessen maximaler Zeitabfall die höchsten Werte erreicht. Nebenbei wäre zu bemerken, daß die Herstellung von Natrium-Oleat-Cholesterinsolen sehr leicht gelingt, und daß sie die haltbarsten Sole, die wir mit Cholesterin herstellen konnten, sind.

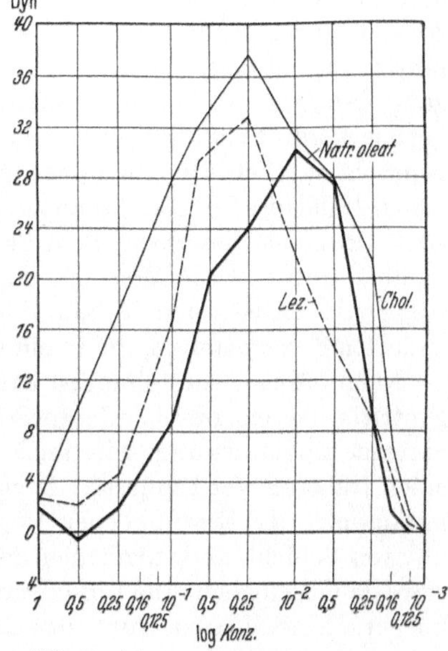


Abb. 12. Na-Oleat; Lecithin + Na-Oleat; Cholesterin + Na-Oleat. (Nach KELLER u. KÜNZEL.)

Wird nun eine Mischung von Natrium-Oleat mit Albumin und Globulin hergestellt, und zwar so, daß 0,1 Natrium-Oleat mit 1 ccm einer 0,1 proz. Gesamteiweißlösung, die 0,05 Albumin und 0,05 Globulin enthält, zusammengebracht werden, so kommt es zu einer noch deutlicheren Herabsetzung der Aktivität, die bis zu einer Verdünnung von 1:40 anhält, dann wird sie wiederum wesentlich höher als beim Oleat allein. Der Zeitabfall verhält sich ähnlich. Die maximalen Werte treten aber erst bei 1:200 ein, so daß hier die Wirkung des Globulins deutlich überwiegt; in höheren Konzentratverdünnungen kommt dann die Albuminwirkung mehr zur Geltung, was durch den verspäteten Eintritt des Wasserwertes (1:4000) ausgedrückt wird.

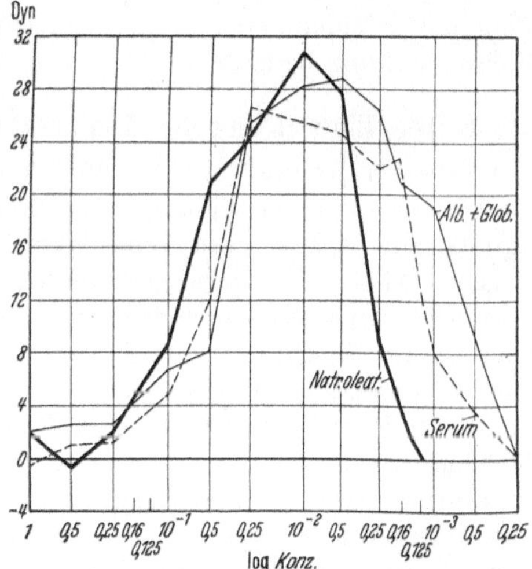


Abb. 13. Na-Oleat; Albumin+Globulin+Na-Oleat; Serum+Na-Oleat. (Nach KELLER u. KÜNZEL.)

Eiweißkörper und Lipoidgemische zusammen ergeben, daß sich die Eiweiße stets in ihrer Wirkung stärker geltend machen als die Lipoide, vorausgesetzt, daß gleiche Ausgangskonzentrationen benutzt werden, was besagt, daß die Anwesenheit der Eiweiße stets eine Erniedrigung der Spannung in den geringen

Verdünnungen eine Herabsetzung des maximalen Zeitabfalles und beim Albumin einen späteren Eintritt des Wasserwertes bewirkt.

Es fragt sich nun, wie sich unter ähnlichen Voraussetzungen das Serum verhält. Zu diesem Zwecke wurden Seren von gesunden Menschen im Alter von 20—30 Jahren untersucht. Zunächst wurde der Gesamteiweißgehalt des Serums bestimmt und dieses dann mit Normosal verdünnt, und zwar so, daß die Ausgangslösungen 100 mg% Gesamteiweiß enthalten. Von diesem verdünnten Serum wurde 1 ccm mit 1 ccm einer 0,1 proz. Natrium-Oleat-Lösung zusammengebracht und Verdünnungsreihen hergestellt. Die Deutung der erhaltenen Kurven ist an Hand des Zeitabfalls nicht schwierig, es ist ersichtlich, daß der frühe Eintritt der monomolekularen Schicht durch das Vorherrschen der Lipoide zustande kommt, und daß die Modifizierung des weiteren Verlaufs Wirkung der Eiweißkörper ist. Es lassen sich dann interessante Feststellungen bei pathologisch veränderten Seren machen, die in einem späteren Kapitel besprochen werden sollen.

Nach diesen Feststellungen kann gesagt werden, daß eine Verschiebung des Eintritts der monomolekularen Schicht nach der Seite der geringeren Verdünnungen Lipoidwirkung sein muß und ebenso ein Eintritt des Wasserwerts in einer früheren Verdünnung. Dazu muß auch noch zugleich eine relative Verminderung der Eiweißkörper treten. Ein verfrühter Eintritt der monomolekularen Schicht und Erreichen des Wasserwerts bei der üblichen Verdünnung wäre damit lediglich eine Lipoidvermehrung und keine Verminderung der Eiweißkörper. Eine Herabsetzung des Zeitabfalls bei normalem Eintritt des Wasserwertes ist dagegen reine Eiweißwirkung, ein späterer Eintritt des Wasserwertes würde eine besondere Aktivität der Albuminfraktion bedeuten, während eine Verlegung des Eintritts der monomolekularen Schicht nach der Seite der höheren Verdünnungen ohne verspäteten Eintritt des Wasserwertes verstärkte Globulinwirkung bedeutet.

## 8. Die Einwirkung der Temperatur auf die Oberflächenspannung.

In diesem Kapitel soll ausführlich untersucht werden, ob eine Änderung der Temperatur einen maßgeblichen Einfluß auf die Oberflächenspannung des Liquors und Serums sowie seiner Bestandteile hat. Der Grund, warum dieser Frage eingehend nachgegangen werden mußte, ist darin zu suchen, daß festgestellt werden sollte, ob es erlaubt ist, den Liquor oder das Serum bis zur Verarbeitung im Eisschrank aufzubewahren, oder ob die Forderung zu erheben ist, daß sie frisch verarbeitet werden müssen. Außerdem wurde nochmals die Frage der Inaktivierung einer genaueren Prüfung unterzogen, da, wie bekannt, die Meiostagminreaktion, eine Methode, die wir in ihren Grundprinzipien wieder aufnahmen, stets mit inaktiviertem Serum arbeitet.

Von reinen Flüssigkeiten ist zu sagen, daß nach Untersuchungen von FREUNDLICH, die auch von DU NOUY bestätigt wurden, die Oberflächenspannung linear mit der Temperatur abnimmt, bei der kritischen Temperatur wäre sie damit gleich 0. In größere Entfernung von diesem Punkt sinkt sie allerdings etwas langsamer ab und verläuft dann, graphisch dargestellt, nicht mehr linear, sondern asymptotisch.

Die Abhängigkeit der Oberflächenspannung von der Temperatur bei Lösungen ist im allgemeinen dieselbe wie bei reinen Flüssigkeiten, vorausgesetzt, daß die

Löslichkeitsverhältnisse unabhängig von der Temperatur sind. Es gibt nämlich Stoffe, die bei höherer Temperatur eine größere Löslichkeit zeigen, so daß die Spannung mit der Temperatursteigerung ebenfalls in die Höhe geht, was damit erklärt werden muß, daß sich die Beziehungen des gelösten Stoffes zum Lösungsmittel ändern, und zwar so, daß nach FREUNDLICH weniger Moleküle in die Oberfläche gelangen können und damit die Oberflächenspannung erhöht, d. h. die Oberflächenaktivität erniedrigt wird.

REHBINDER hat diese Arbeiten wieder aufgegriffen und berücksichtigt dabei auch die Konzentration. Er stellt Beziehungen zwischen Temperatur, Konzentration und Oberflächenspannung auf. Nach seinen Feststellungen verläuft die Abhängigkeit nur bei wenig aktiven Stoffen linear. Sonst ergeben sich größtenteils typische Kurven für einzelne Stoffe. In neuerer Zeit sind nun noch Arbeiten von KRAJEWSKI und WWEDENSKI erschienen, die sich zunächst einmal mit capillaraktiven Stoffen beschäftigen und feststellen, daß bei verdünnten Lösungen typische Kurvenformen auftreten, die aber bei höheren Konzentrationen wie beim Wasser praktisch linear sind, nur sind die Temperatureinflüsse bedeutend geringer. Diese Erscheinung erklärt REHBINDER damit, daß bei einer gewissen Konzentration die Oberflächenschicht gesättigt ist, so daß eine Adsorption auch bei Temperaturänderungen nicht mehr stattfindet und die Lösung sich dann wie eine reine Flüssigkeit verhält. Weiter hat dann DU NOUY die Oberflächenspannung kolloidaler Lösungen in Abhängigkeit von der Temperatur gemessen und gefunden, daß die Spannung vom Kaninchenserum eine lineare Abhängigkeit von der Temperatur zeigt. Demgegenüber sind Befunde von WWEDENSKI zu erwähnen, der ganz typische Kurvenformen für die einzelnen biologischen Flüssigkeiten finden konnte. Auf Grund seiner Untersuchungen teilt er die biologischen Flüssigkeiten in 2 Gruppen ein, und zwar in solche, bei denen sich die Oberflächenaktivität mit der Temperatur wenig oder gar nicht ändert, und in solche, die stark durch Temperaturänderungen beeinflußt werden. Zu den ersteren rechnet er den normalen Harn, Magensaft und Liquor, zu dem zweiten Serum, Speichel, Galle und Milch.

Diese Untersuchungen wurden von uns im einzelnen nicht nachgeprüft und sollen hier nur erwähnt werden, dagegen wurde Serum und Liquor und die Hauptbestandteile von ihnen derartig untersucht, daß wir diese Substanzen über kürzere oder längere Zeit einer gewissen Temperatur, sei es niedriger oder höherer Art, aussetzten, sie dann wieder auf die Temperatur zurückbrachten, in der unsere Messungen angestellt wurden, und dann die Spannung gemessen haben. Diese Versuchsanordnung wurde schon von DU NOUY für das Serum angewandt, der besonders die Inaktivierung des Serums studierte. Er stellte dabei fest, daß durch Erhitzung auf 56° die Spannung erniedrigt wird. Er schließt daraus, daß eine Änderung des chemisch-physikalischen Zustandes eintritt.

Wie aus Abb. 14 zu ersehen ist, können wir diese Befunde im wesentlichen bestätigen. Die Erniedrigung der Spannung in einem inaktivierten Serum geht jedoch der des frischen Serums nicht absolut parallel, so daß beide Kurven nicht ohne weiteres vergleichbar sind. Noch auffälliger werden die Unterschiede, wenn der Zeitabfall und insbesondere der maximale Zeitabfall ausgewertet wird. Hier zeigt sich, daß dieser im ganzen größer ist, und daß er schon bei einer Verdünnung von $10^{-3}$ eintritt, während der Wasserwert erst bei $10^{-7}$ oder $10^{-8}$ erreicht wird. Bei $10^{-7}$ ist im Gegensatz zum frischen Serum ein meßbarer Zeitabfall von mehreren Dyn vorhanden, genau umgekehrt liegen die Verhältnisse beim Serum, das 24 Stunden im Eisschrank gestanden hat. Die Spannungswerte sind insgesamt höher, und der Zeitabfall dementsprechend geringer. Eine Verschiebung des maximalen Zeitabfalls ist nicht nachzuweisen. Eine Parallelität mit dem frischen Serum ist ebenfalls nicht vorhanden. Daher ist es nicht erlaubt, die gewonnenen Werte ohne weiteres mit denen von frischem Serum zu vergleichen, ebenso ist eine Umrechnung nicht möglich, da keine Gesetzmäßigkeit nachzuweisen ist. Es wäre dabei noch darauf hinzuweisen, daß pathologische

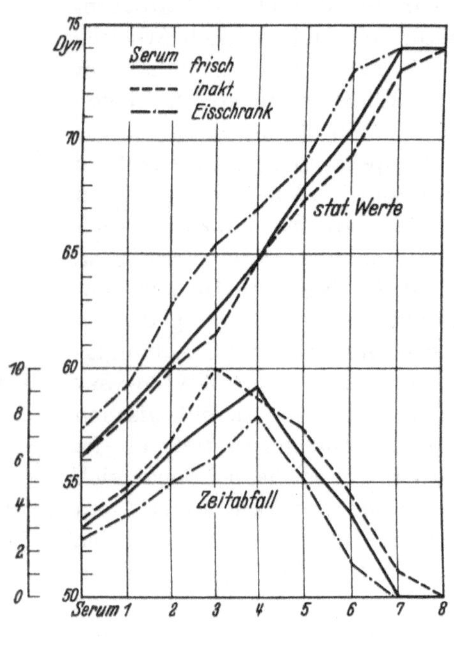


Abb. 14. Normalserum.     Abb. 15. Normaler Liquor.

Seren auf Temperatureinwirkungen in völlig verschiedener Weise reagieren, es ist aber nicht möglich, daraus irgendwelche Schlüsse zu ziehen.

Auf dieselbe Weise wurde nun der Liquor untersucht. In Abb. 15 handelt es sich um einen normalen Liquor, die Verhältnisse sind im großen und ganzen denen des Serums ähnlich, nur kommt es in dem unverdünnten Liquor und den niedrigen Verdünnungen in beiden Fällen zu einer Erhöhung der Spannung. Die Auswertung des Zeitabfalles gibt entsprechende Werte, eine Verschiebung des Eintrittes des maximalen Zeitabfalles findet nicht statt.

Es wurde nun versucht, durch Spannungsmessungen der wichtigsten Bestandteile des Serums eine Erklärung für die Vorgänge zu finden. Zunächst wurde die Albuminfraktion bei einem $p_\mathrm{H}$ von 7,2 gemessen. Es ergibt sich ebenfalls eine starke Abhängigkeit von der Temperatur. Wie man aus Abb. 16 ersieht, zeigt diese ein sehr wechselndes Verhalten. Nach Inaktivierung kommt es zunächst zu einer Erniedrigung der Spannung, darauf steigt sie ziemlich gleichmäßig an und geht über die Werte der frischen Lösung hinaus, der maximale Zeitabfall kommt kaum zur Geltung, während in den höheren Verdünnungen wieder eine stärkere Aktivität feststellbar ist. Das Verhalten nach Aufbewahren im Eisschrank ist ähnlich, die Werte liegen durchweg etwas höher. Dagegen ist der Eintritt des Wasserwertes erheblich verzögert.

Das Globulin verhält sich fast gleich, so daß nicht näher darauf eingegangen werden muß.

Das Verhalten der Lipoide, speziell des Lecithins, ist in Abb. 17 dargestellt.

Abb. 17 gibt den Zeitabfall wieder. Die Werte des inaktivierten Lecithins liegen also außer in den höchsten Verdünnungen kurz vor dem Wasserwert alle über dem des frischen, und im Gegensatz dazu liegen die Werte des im Eisschrank aufbewahrten Lecithins sämtlich darunter und gehen mit denen der frischen fast parallel.

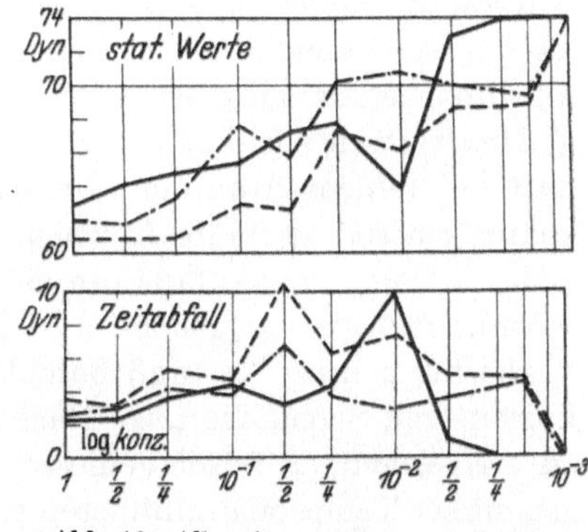

Abb. 16. Albumin $p_H$ 7,2. ——— frisch; — — — inakt.; —·—·24 Stunden Eisschrank.

Aus dem Verhalten der Bestandteile einzeln untersucht, können also keinerlei Rückschlüsse auf das Verhalten des Serums und des Liquors gezogen werden. Nur so viel kann gesagt werden, daß keine der beiden Bestandteile eine dominierende Rolle dabei spielt. Es muß sich also beim

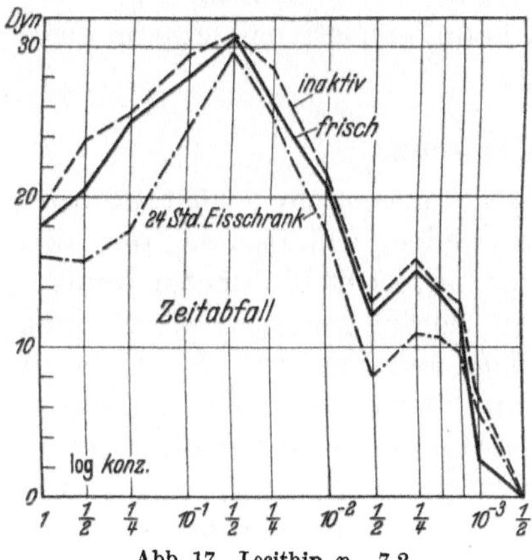

Abb. 17. Lecithin $p_H$ 7,2.

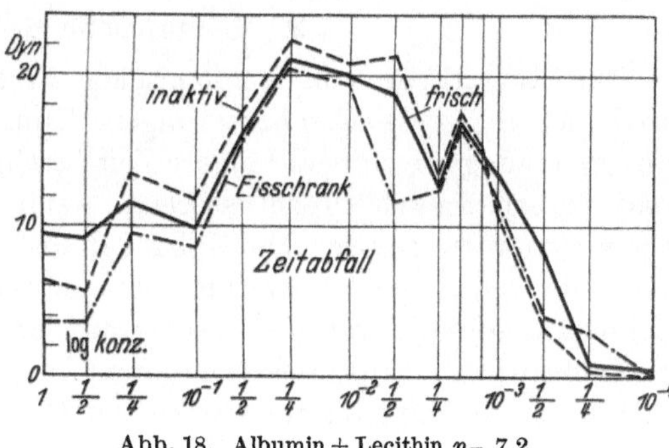

Abb. 18. Albumin + Lecithin $p_H$ 7,2.

Serum um Vorgänge chemischer oder physikalischen Natur handeln, die die Beziehungen zwischen den einzelnen Bestandteilen maßgeblich beeinflussen.

Aus diesem Grunde wurde ein Gemisch von Albumin und Lecithin hergestellt und dieses wie oben behandelt. Das Resultat zeigt Abb. 18.

Die Kurven zeigen, daß die gefundenen Werte im wesentlichen denen des Serums und Liquors gleichen. Vergleicht man die Werte mit denen des Lecithins allein, ergibt sich, daß sämtliche statischen Werte etwas höher liegen, was mit der Eiweißlösung erklärt wird. Diese Wirkung ist besonders auch beim Zeitabfall vorhanden, der durchweg etwas niedriger liegt als beim Lecithin allein. Außerdem wird der Wasserwert bei 1:2000 nicht erreicht, was nach unseren Feststellungen über die Albuminlösungen nur durch dieses bedingt sein kann.

Aus all den Untersuchungen ergibt sich zunächst einmal, daß im allgemeinen die Inaktivierung eine geringe, aber meßbare, außerhalb der Fehlergrenze liegende Erniedrigung der Spannung hervorruft. Die Werte verlaufen jedoch nicht absolut parallel mit den Werten des frischen Serums. Demgegenüber bewirkt die Aufbewahrung im Eisschrank eine Erhöhung der Spannung. Schwer zu erklären ist der verspätete Eintritt des Wasserwertes nach Inaktivierung. Nimmt man an, daß die Albuminwirkung abnimmt, so wäre eigentlich zu erwarten, daß der Wasserwert eher früher als später erreicht wird. Zieht man jedoch in Betracht, daß bei reinem Albumin der Wasserwert auch nach Inaktivierung erheblich später eintritt als beim frischen, so ist es doch am wahrscheinlichsten, daß es sich im Gemisch ebenfalls um eine Eiweißwirkung handelt, im besonderen auch darum, da alle untersuchten Gemische, die Eiweißkörper enthalten, dasselbe Verhalten zeigen. Es muß betont werden, daß es nicht erlaubt ist, Spannungskurven von Seren, die über Nacht im Eisschrank gestanden haben, mit solchen zu vergleichen, die frisch gemessen wurden. Außerdem zeigt sich, daß der Liquor gegenüber Temperatureinflüssen empfindlicher als das Serum ist. Das wichtigste Resultat dieser Untersuchungen ist aber die Tatsache, daß die Eiweißkörper und Lipoide ihre prinzipiellen Eigenschaften in bezug auf ihre Wirkung auf die Spannung nicht verlieren. Die Wirkung der Eiweiße ist besonders nach Inaktivierung nicht mehr so hoch wie frisch. Die Aktivität des Gesamtgemisches wird nach Inaktivierung im ganzen etwas geringer, was wohl nicht mit einer Erhöhung der Eiweißaktivität erklärt werden kann, sondern mit einem wenn auch geringen Nachlassen der Gesamtaktivität.

## 9. Mechanische Beeinflussung.

Die Einwirkung von mechanischen Einflüssen, namentlich Schütteln, aber auch schon leichte Erschütterungen, kann von jedem Untersucher, der sich mit Spannungsmessungen längere Zeit beschäftigt hat, leicht beobachtet werden, und wirken teilweise recht störend, wenn Wert darauf gelegt wird, statische Spannungen zu messen. Du Nouy hat ausführliche und genaue Untersuchungen über die mechanische Beeinflussung angestellt und dabei beobachtet, daß durch Schütteln oder Rühren die Lösung aus ihrem statischen Gleichgewicht herausgebracht wird, vorausgesetzt, daß man ihm Zeit läßt, dies zu erreichen, und daß umgekehrt der Eintritt eines statischen Gleichgewichtes verhindert werden kann. Da diese Tatsachen in unseren weiteren Untersuchungen nicht besonders ausgewertet werden, sollen sie hier nicht näher besprochen werden. Auf die Originalarbeiten von Du Nouy wird verwiesen. Für die vorliegenden weiteren Untersuchungen ist lediglich von Wichtigkeit, daß die einmal eingegossene Flüssigkeit völlig erschütterungsfrei und ruhig aufgestellt werden muß, da sonst, wie oben angegeben, die Einstellung der statischen Werte verhindert wird. Durch besondere Vorsichtsmaßregeln, die wir in Kapitel Methodik ausführlich abgehandelt haben, wurde dieser Forderung Rechnung getragen.

## 10. Die Oberflächenaktivität der wasserlöslichen Vitamine.

Da außer dem Cholesterin namentlich die Vitamine aus rein quantitativen Gründen zu physikalisch-chemischen Untersuchungen anregten, wurden auch die wasserlöslichen Vitamine einer entsprechenden Untersuchung unterzogen.

Die Oberflächenaktivität der Vitamine ist schon in mehreren Arbeiten behandelt worden, wobei besonders von HAHN darauf hingewiesen wurde, daß die Vitamine oberflächenaktiv sind und eine entscheidende Rolle bei der Resorption spielen.

HAHN stützt diese Annahme auf die Feststellung, daß wäßrige Extrakte aus vitaminhaltigen Nahrungsmitteln eine erhebliche Oberflächenaktivität zeigen, die er in einen ursächlichen Zusammenhang mit dem Gehalt an Vitaminen bringt. Auf Grund seiner Versuchsergebnisse ging er dann noch einen Schritte weiter und nahm an, daß es überhaupt keine chemisch definierten Vitaminkörper gibt — eine Annahme, die heute selbstverständlich als überholt angesehen werden muß —, sondern daß die bisher als vitaminhaltig angesehenen Nahrungsmittel dem Chymus eine gewisse Oberflächenaktivität verleihen. Durch diesen Vorgang würde dann die Darmwand befähigt, die Nährstoffe, die sich meist in einem kolloidalen Zustand befinden, durchtreten zu lassen. Sinkt im avitaminotischen Zustand die Oberflächenaktivität, so können die Nährstoffe nicht mehr in die Blutbahn gelangen, es tritt ein Zustand ein, „der dem Hunger in vieler Beziehung ähnelt". Die Annahme, daß die oberflächenaktiven Stoffe eine entscheidende Rolle bei der Resorption spielen, stützt HAHN besonders auf die berühmte Feststellung von BRINKMANN und SZENT GYÖRGYI, die nachweisen konnten, daß ein Membranfilter für Hämoglobinlösungen permeabler gemacht werden kann, wenn das Filter mit einem oberflächenaktiven Stoff vorher bearbeitet wird.

Die Befunde der Aktivität von Nahrungsmittelextrakten wurden von GRAFE und MAGISTRIS bestätigt. Sie machen aber in ihrer Arbeit darauf aufmerksam, daß die Ergebnisse je nach der Bearbeitung der Nahrungsmittelextrakte außerordentlich wechselnd seien, so daß es schwierig ist, Vergleichswerte zu bekommen. Besonders wird von ihnen darauf hingewiesen, daß schon durch mechanische Manipulation, wie Auspressen, physikalische Veränderungen des Zellstoffes gesetzt werden.

Aus diesem Grunde erstreckten sich die Untersuchungen auf die Oberflächenaktivität der Vitamine, und zwar nicht aus Extrakten, sondern chemisch rein dargestellter Vitamine, die von der I. G. Farbenfabrik zur Verfügung gestellt wurden.

Die Untersuchungen sind bewußt auf die wasserlöslichen Vitamine beschränkt worden. Es handelt sich also um die Vitamine $B_1$, $B_2$ (Lactoflavin) und C (1-Ascorbinsäure). Bringt man diese Vitamine mit doppelt destilliertem Wasser unter entsprechenden Vorsichtsmaßregeln (Luftabschluß) in Lösung — es handelt sich hierbei um 0,5proz. Lösungen — und bestimmt die Oberflächenspannung, so ergibt sich, daß die chemisch reinen Vitamine in wäßriger 0,5proz. Lösung und Verdünnungsreihen keine Oberflächenaktivität zeigen. Von HAHN, GRAFE und MAGISTRIS wurde nun angenommen, daß nicht nur die chemische Zusammensetzung eines Stoffes für dessen Wirkung maßgebend ist, sondern auch sein physikalischer Zustand. Aus diesem Grunde wurden die Vitamine in verschiedenen Puffersubstanzen ($Na_2HPO_4$ und $KH_2PO_4$) gelöst und dann die Oberflächenspannung im $p_H$-Bereich von 4,4—8,0 bestimmt. Es zeigt sich aber wiederum, daß eine Oberflächenaktivität nicht feststellbar ist.

In neuerer Zeit ist nun immer entschiedener die Ansicht vertreten worden, daß erst der Kontakt der Vitamine mit einem kolloidalen Stoff die Wirkung des Vitamins auslöst. Damit würde also die Vitaminwirkung in die Grenz-schicht der Kolloide verlegt.

**Vitamin B$_1$ und Lecithin.** Vorauszuschicken wäre hierbei, daß eine Belastung des Lecithins mit derselben Menge Puffersubstanz, die zur Einstellung des Vitamin gebraucht wurde, keine Veränderung der Lecithin-Tensionskurve bewirkte.

Es wurde benutzt: 0,2proz. Lecithin in wäßriger Lösung und 0,5proz. Vitamin im Verhältnis 10:1. Es kam also auf 10 ccm Lecithin 1 ccm Vitaminlösung (siehe Tabelle 3.

Tabelle 3.

| | $p_H$ 7,0 | Zeit-ab-fall | Unter-schied gegen den Leci-thin-wert | $p_H$ 7,2 | Zeit-ab-fall | Unter-schied gegen den Leci-thin-wert | $p_H$ 7,4 | Zeit-ab-fall | Unter-schied gegen den Leci-thin-wert | $p_H$ 8,0 | Zeit-ab-fall | Unter-schied gegen den Leci-thin-wert |
|---|---|---|---|---|---|---|---|---|---|---|---|---|
| Ausgangs-lösung | 39,9 | 21,1 | −4,2 | 38,4 | 21,6 | −1,6 | 38,9 | 21,4 | −4,3 | 38,3 | 18,5 | −3,6 |
| 1:2 | 40,5 | 21,2 | −3,5 | 39,9 | 23,6 | −1,2 | 40,9 | 22,5 | −5,2 | 39,0 | 25,2 | −2,6 |
| 1:4 | 44,0 | 28,2 | −2,9 | 40,6 | 28,8 | +1,6 | 43,0 | 26,1 | −4,3 | 41,1 | 29,2 | −3,4 |
| 1:8 | 47,0 | 25,3 | −0,9 | 43,7 | 28,8 | −2,7 | 46,0 | 25,6 | −3,9 | 45,3 | 26,3 | −2,9 |
| 1:16 | 56,1 | 16,7 | −5,0 | 49,4 | 23,5 | +5,6 | 55,0 | 17,2 | +2,8 | 52,2 | 20,0 | −0,6 |
| 1:32 | 63,6 | 9,2 | −2,0 | 60,0 | 12,8 | +4,6 | 61,4 | 11,0 | +2,4 | 60,2 | 12,2 | +6,9 |
| 1:64 | 66,8 | 6,1 | +6,4 | 66,0 | 6,9 | +7,4 | 70,4 | 2,0 | +2,3 | 70,6 | 1,9 | +2,2 |
| 1:128 | 72,3 | 0,7 | −0,8 | 67,5 | 5,6 | +5,9 | 72,3 | 0,1 | +0,7 | 73,0 | 0,0 | 0,0 |

| | $p_H$ 4,4 | Zeit-ab-fall | Unter-schied gegen den Leci-thin-wert | $p_H$ 5,6 | Zeit-ab-fall | Unter-schied gegen den Leci-thin-wert | $p_H$ 6,2 | Zeit-ab-fall | Unter-schied gegen den Leci-thin-wert | $p_H$ 6,8 | Zeit-ab-fall | Unter-schied gegen den Leci-thin-wert |
|---|---|---|---|---|---|---|---|---|---|---|---|---|
| Ausgangs-lösung | 37,9 | 19,2 | −0,3 | 38,1 | 18,1 | −1,4 | 39,1 | 21,2 | −4,2 | 39,8 | 16,0 | −3,5 |
| 1:2 | 39,2 | 29,0 | −2,4 | 38,3 | 28,7 | −0,7 | 41,3 | 27,5 | −3,4 | 42,1 | 19,0 | −3,5 |
| 1:4 | 37,2 | 35,5 | −0,4 | 39,4 | 33,1 | −1,7 | 42,3 | 28,8 | −3,0 | 44,2 | 27,7 | −2,4 |
| 1:8 | 38,5 | 34,5 | +1,2 | 42,4 | 30,5 | −1,8 | 47,4 | 25,2 | −3,4 | 47,2 | 25,5 | −2,6 |
| 1:16 | 46,7 | 26,3 | +1,1 | 48,6 | 24,4 | −0,6 | 54,3 | 18,2 | −5,7 | 55,0 | 17,8 | −3,3 |
| 1:32 | 64,9 | 8,1 | −3,9 | 55,1 | 17,9 | +2,5 | 60,4 | 12,6 | −2,8 | 62,1 | 10,9 | −0,1 |
| 1:64 | 69,4 | 3,6 | +1,4 | 68,0 | 5,0 | −1,2 | 70,4 | 2,6 | +0,6 | 68,1 | 5,1 | +1,0 |
| 1:128 | 72,4 | 0,6 | +0,2 | 73,0 | 0,0 | 0,0 | 73,0 | 0,0 | 0,0 | 71,8 | 1,4 | +1,6 |

Daraus ergibt sich, daß besonders im physiologischen Bereich die Ober-flächenaktivität des Lecithins und Vitamin B$_1$ in den Ausgangskonzentrationen im ganzen niedriger ist, daß aber bei einem $p_H$ von 7,2 im Gegensatz zum Lecithin allein ein Maximum der Aktivität vorhanden ist, das jedoch ebenfalls in den naheliegenden $p_H$-Werten in ein Minimum umschlägt. Es kann damit gesagt werden, daß das System im ganzen noch labiler geworden ist. Betrachtet man die Werte in höheren Verdünnungen, *die den physiologischen Verhältnissen noch näher liegen, so ist bemerkenswert, daß die Aktivität im physiologischen Bereich* stärker ist als die des reinen Lecithins, so daß daraus geschlossen werden kann, daß das Vitamin B$_1$ im geeigneten Milieu und den richtigen Mengenverhältnissen eine meßbare Erhöhung *der Oberflächenaktivität eines an sich schon oberflächen-aktiven Stoffes bedingt. Diese Aktivitätserhöhung ist jedoch streng an die Ionen-*

*konzentration gebunden und schlägt bei geringer Änderung sofort in die gegenteilige Wirkung um.*

**Vitamin B₂ und Lecithin.** Unter denselben Bedingungen wurde nun das Vitamin B₂ (Lactoflavin) untersucht. Es stellte sich dabei die Schwierigkeit heraus, daß das Lactoflavin im sauren Milieu von 6,8 an ausflockt. Im physiologischen Bereich war es jedoch ohne weiteres löslich, die Messung der Spannung ergab die in Abb. 20 dargestellten Ergebnisse. Also auch bei Zusatz von B₂ kommt es zunächst zu einer Verminderung der Oberflächenaktivität, die jedoch

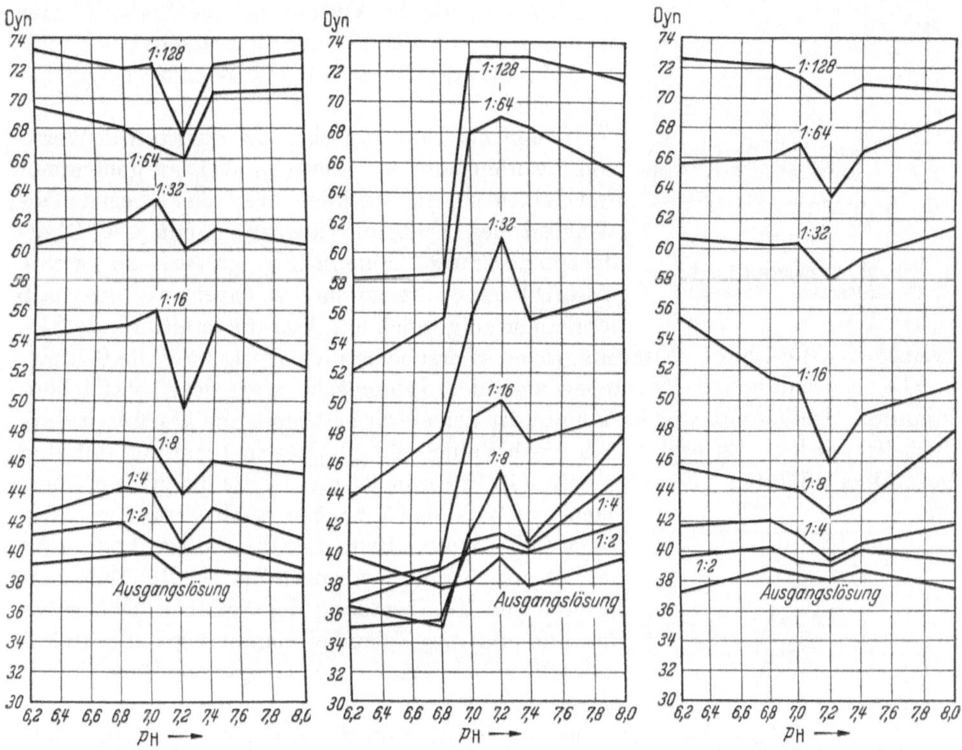


Abb. 19. Lecithin + Vitamin B₁. (Nach KELLER u. KÜNZEL.) — Abb. 20. Lecithin + Vitamin !B₂ (Lactoflavin). (Nach KELLER u. KÜNZEL.) — Abb. 21. Lecithin + Vitamin C (L-Ascorbinsäure). (Nach KELLER u. KÜNZEL.)

im ganzen gering ist. Verfolgt man die Kurve bis in den Bereich des physiologischen $p_H$, so kann man erkennen, daß die Wirkung von B₁ der des B₂ antagonistisch gegenübersteht. Im Gegensatz zum B₁ zeigt das B₂ bei einem $p_H$ von 7,2 ein ausgesprochenes Minimum der Oberflächenaktivität, dem wenigstens teilweise deutliche Maxima bei 7,0 und 7,2 zugeordnet sind. Also auch beim *Vitamin B₂ kann festgestellt werden, daß es, an einen oberflächenaktiven Stoff gekoppelt, einen meßbaren Einfluß auf die Oberflächenaktivität besitzt und im Bereich der physiologischen Ionenkonzentration dem B₁ entgegengesetzt wirkt.*

**Vitamin C und Lecithin.** Untersucht man nun das letzte bis heute rein dargestellte wasserlösliche Vitamin, die l-Ascorbinsäure, auf die Oberflächenaktivität in den Grenzschichten des Lecithins, so kommt man zu den in Abb. 21 dargestellten Kurven.

Es kann also festgestellt werden, daß auch bei der Ascorbinsäure im Bereich des physiologischen $p_H$ eine besondere Labilität vorhanden ist, und daß bei 7,2 ein Maximum der Oberflächenaktivität besteht, wenigstens in den höheren Konzentrationen. Im Bereich der etwa physiologischen Konzentration (Verdünnung 1:4) wird die *Aktivität meßbar größer als die des Lecithins allein, aber auch stärker als die des Vitamin $B_1$* bei gleicher gewichtsprozentiger Konzentration. Die Aktivität des Lactoflavins ist wiederum kleiner als die des Vitamin $B_1$ und C, aber immer noch größer als die des Lecithins allein.

Abb. 22 und 23 sollen das Gesagte graphisch darstellen.

In den Zeichnungen sind die ermittelten Werte vom Lecithin beim jeweiligen $p_H$ als Basis genommen und bilden so die 0-Linie. War die Oberflächenaktivität des Vitamins kleiner, damit die Oberflächenspannung zahlenmäßig größer, so wurde diese Differenz mit minus bezeichnet und unterhalb der 0-Linie aufgezeichnet. War die resultierende Aktivität vom Lecithin + Vitamin größer, so erscheinen die Werte über die 0-Linie.

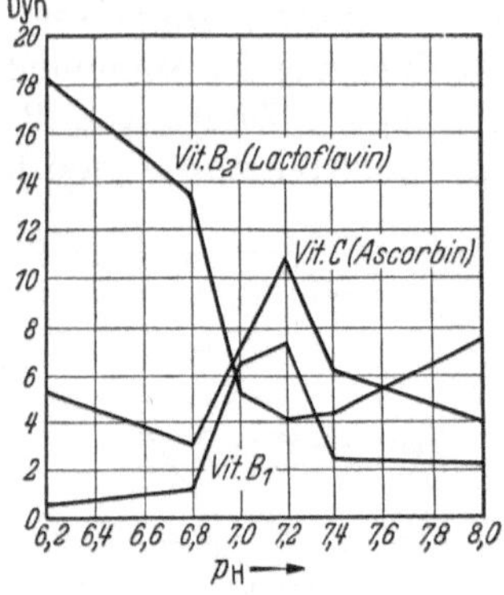


Abb. 22. Verdünnung 1:64.
(Nach KELLER u. KÜNZEL.)

Da bei sämtlichen Messungen auch der dynamische Wert der Oberflächenspannung festgestellt wurde, konnte der Zeitabfall bestimmt und graphisch dargestellt werden. Es ergibt sich hierbei eine völlige Übereinstimmung mit den gefundenen Werten. Es zeigt sich, daß Vitamin $B_1$ und C, die die größte Oberflächenaktivität bei 7,2 haben, auch dort den größten Zeitabfall zeigen. Beim Lecithin allein kommt es bei 7,2 nur zu einem geringen Zeitabfall. Eine ausgesprochene Herabsetzung des Zeitabfalles bewirkt das Lactoflavin. Nebenbei kommt noch die außerordentliche Labilität im physiologischen Bereich zum Ausdruck.

Es erhob sich nun die *Frage*, ob diese Änderung der Oberflächenspannung eine spezifische Reaktionsform vom Lecithin und wasserlöslichen Vitamin ist oder ob sich derartige Veränderungen auch finden lassen, wenn das System komplizierter wird. Aus diesem Grunde wurden dieselben Untersuchungen

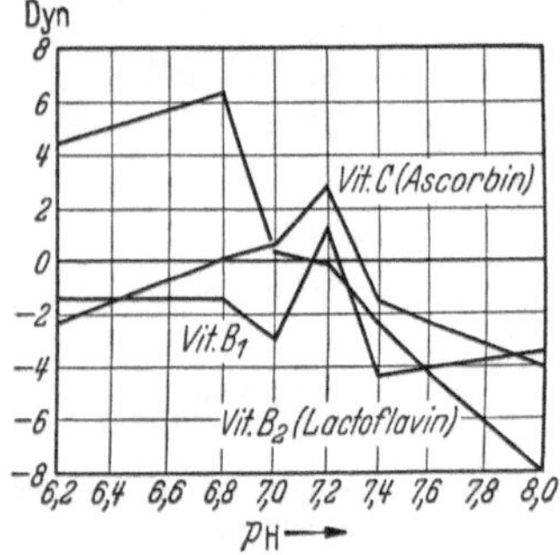


Abb. 23. Verdünnung 1:4.
(Nach KELLER u. KÜNZEL.)

mit derselben Technik an *Cholesterin-Lecithin-Gemischen in gleichem $p_H$-Bereich* angestellt.

Die Werte für Cholesterin und Lecithingemische wurden schon in einem früheren Kapitel angegeben. Wird nun diese Suspension mit Vitamin belastet, so ergibt sich im Prinzip dasselbe.

Das in seiner Oberflächenaktivität schon sehr labile Gemisch im physiologischen Bereich wird durch $B_1$ und C in dem Sinne beeinflußt, daß bei 7,2 ein Maximum der Oberflächenaktivität eintritt, das aber ganz scharf auf diesen Punkt begrenzt ist. Geringe Änderungen des $p_H$ bewirken, daß das Maximum verlassen wird und sogar ein gewisses Minimum auftreten kann, genau wie beim

Lecithin und Vitamin ist in höheren Konzentrationen die Oberflächenaktivität des Lecithin-Cholesterin-Gemisches plus Vitamin geringer. Kommt man jedoch *in höhere Verdünnungen*, in denen die Oberflächenaktivität der Stammlösung nachläßt, so wird die *Vitaminwirkung immer deutlicher*, und bei etwa 1:4 erhöht das Lactoflavin die Aktivität des Gemisches, und zwar auch noch im Bereich

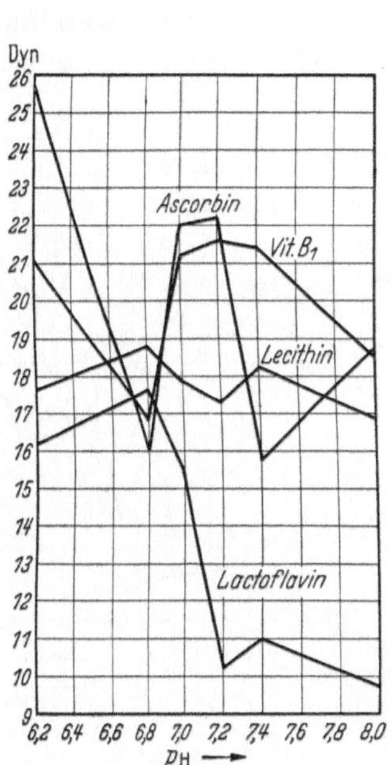


Abb. 24. Zeitabfall. Lecithin + Vitamin B₁. Lecithin + Vitamin B₂. Lecithin + Vitamin C. Ausgangslösung. (Nach KELLER u. KÜNZEL.)

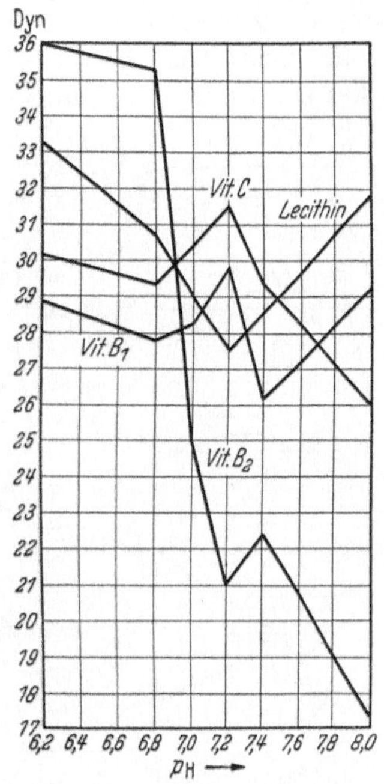


Abb. 25. Zeitabfall. Lecithin + Vitamin B₁. Lecithin + Vitamin B₂. Lecithin + Vitamin C. Verdünnung 1:4. (Nach KELLER u. KÜNZEL.)

von 7,2, obwohl dort das Minimum der Aktivität des Vitamin $B_2$ liegt. Es ist dabei auffallend, daß das Lactoflavin von allen 3 Vitaminen weitaus am stärksten wirkt.

Bemerkenswert ist noch, daß Vitaminzusatz, und zwar sämtlicher dreier Vitamine, anscheinend eine gewisse Schutzwirkung auf die Löslichkeit des Cholesterins ausübt, da in keinem Fall beobachtet werden konnte, daß das Cholesterin im Bereich der stärker sauren Reaktion ausflockte. Bei $B_2$ waren allerdings die Verhältnisse weniger übersichtlich, da dieses selbst, wie schon oben angegeben, ausflockte. Es nimmt also auch in bezug auf die Löslichkeit eine Sonderstellung bei den Vitaminen ein.

Es wurden nun noch Messungen der Oberflächenspannung im Bereich von 4,4, 5,6 und 6,2 angestellt, jedoch in den Kurven und Deutungen nicht ausgewertet, da in diesen Bezirken, namentlich in höheren Verdünnungen, stärkere Abweichungen vom Lecithinwert festgestellt werden konnten. Es muß dabei offen bleiben, ob in diesem Bereich nicht irgendwelche unkontrollierbare Veränderungen, vielleicht chemischer Natur der Vitamine, stattgehabt haben.

Überblickt man diese Befunde, so kann man sagen, daß die *wasserlöslichen Vitamine eine ziemlich spezifische Oberflächenaktivität* zeigen. Diese kommt jedoch nur in den Grenzflächen ursprünglich stark aktiver Stoffe, wie die Lipoide, zur Wirksamkeit. Die Wirkung ist ausgesprochen abhängig von der jeweiligen aktuellen Reaktion des Lösungsmittels, und in dieser Beziehung besteht der Ausdruck „vitaminoider Zustand", der von HAHN geprägt wurde, zu Recht.

Die großartigen Erfolge der chemischen Vitaminforschung während der letzten Jahre, die zur Konstitutionsanalyse und Synthese der hier untersuchten Vitamine geführt hat, verschoben naturgemäß das Problem der Vitaminwirkung immer stärker nach der rein chemischen Seite. Wir fanden nun das geschilderte

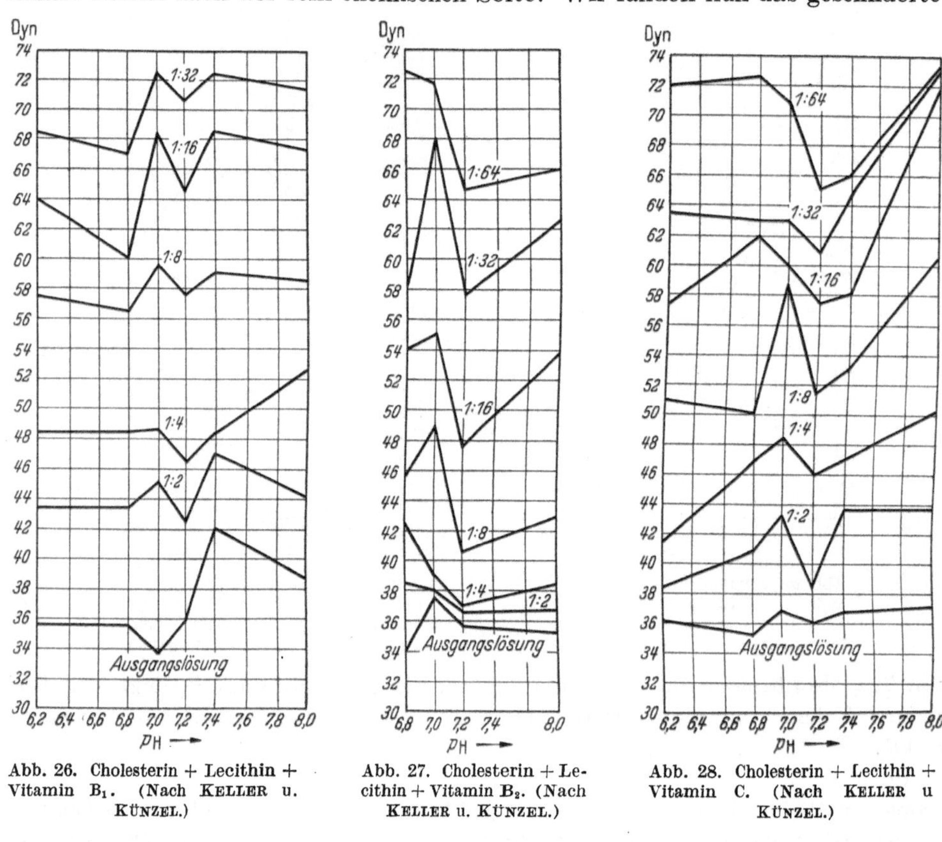

Abb. 26. Cholesterin + Lecithin + Vitamin B₁. (Nach KELLER u. KÜNZEL.)

Abb. 27. Cholesterin + Lecithin + Vitamin B₂. (Nach KELLER u. KÜNZEL.)

Abb. 28. Cholesterin + Lecithin + Vitamin C. (Nach KELLER u KÜNZEL.)

variable physikalische Kräftespiel beim Zusammentreffen von Vitaminen mit körpereigenen, oberflächenaktiven Substanzen. Dabei muß hervorgehoben werden, daß diese physikalische Aktivität im Bereich hoher Verdünnungen — also unter Bedingungen, die den physiologischen angenähert sind — relativ am größten ist. Daraus darf man wohl schließen, daß *die physikalische Dynamik der Vitamine auch im Körpergeschehen eine nicht unwichtige Rolle* spielt. Aus den Untersuchungen spezielle Schlüsse auf die biologische Wirkung zu ziehen, ist wohl noch nicht erlaubt und macht weitere Untersuchungen nötig. Die Schlußfolgerung ist aber berechtigt, daß die chemische Struktur und die daraus resultierende Affinität allein den Wirkungsmechanismus der Vitamine nicht zu erklären vermag, sondern daß eine physikalische Betrachtungsweise hinzutreten muß.

Die Untersuchungen wurden nun naturgemäß auf die *Eiweißkörper* ausgedehnt, und es ergab sich hierbei, daß nur eine ganz geringe Änderung der Oberflächenspannung der Eiweißkörper durch Vitamineinfluß erzielt werden kann. Die Spannungswerte von Globulin und Albumin sind vor und nach Vitaminzusatz um höchstens 0,3 Dyn verschieden. Die Vitamine sind also nicht in der Lage, in den Grenzflächen der Eiweißkörper stärkere Veränderungen hervorzurufen. Es muß aber hinzugefügt werden, daß die geringen Veränderungen kaum als Meßfehler bezeichnet werden können, da sie in der Regel mit den bei den Lipoiden festgestellten Änderungen gleichsinnig gehen. In der Mitte steht die Stärke der Veränderung bei Gemischen von Eiweiß und Lipoiden. Die zahlenmäßige Auswertung ergibt, daß die Abweichungen kleiner sind als bei den Lipoiden allein, aber größer als bei den Eiweißen allein. Dem Charakter nach sind sie genau gleich, wie oben bei den Lipoiden festzustellen war.

## 11. Die Oberflächenspannung des Liquors.

**Der lumbale Liquor.** Nachdem die verschiedenen Faktoren, die die Oberflächenspannung kolloider Flüssigkeiten maßgeblich beeinflussen können, eingehend besprochen worden sind, soll zunächst einmal der Liquor genau untersucht werden. Der Liquor soll zuerst besprochen werden, da seine verhältnismäßig einfache Zusammensetzung erwarten läßt, daß sich die gefundenen Verhältnisse den Modellversuchen weitgehend anpassen, und größere Adsorptionsvorgänge, die das Geschehen unübersichtlich und in ihrer Auslegung schwierig machen, nicht bestehen.

Das Studium der Literatur ergibt, daß nur Untersuchungen einiger weniger normaler Liquoren durchgeführt worden sind. Die Angaben sind aber sehr widersprechend, so daß sie praktisch nicht verwertet werden können. Genau so ist es mit den pathologisch veränderten Rückenmarksflüssigkeiten. Eine der ältesten Angaben stammt von TRAUBE und BLUMENTHAL. Sie stellten aber nur eine Untersuchung von Liquor an und finden dabei nur eine ganz unwesentliche Abweichung vom Wasserwert. Diese Feststellung wurde mit der stalagmometrischen Methode gemacht und stellte damit einen halbdynamischen Wert dar. Ferner haben dann KISCH und REMERTZ ebenfalls mit dem TRAUBEschen Stalagmometer 15 menschliche Cerebrospinalflüssigkeiten auf ihre Spannung untersucht und gefunden, daß diese in ganz engen Grenzen schwankt und stets bedeutend höhere Werte ergab, als sie beim Serum festzustellen sind. Als wichtigste Tatsache teilen sie mit, daß die Spannungswerte bei organischen Hirnkrankheiten (Dementia praecox und Paralyse) sich nicht von den Werten Normaler unterscheiden. Ebenso ergaben Liquoren mit positiver WASSERMANNscher Reaktion keine anderen Spannungswerte als solche mit negativer Reaktion. Dagegen würden Gallenfarbstoffe, Bilirubin oder Verbindungen, die aus dem Abbau derselben hervorgehen, die Oberflächenspannung im Liquor in mehr oder weniger beträchtlicher Weise beeinflussen. Außerdem ergaben ihre Untersuchungen noch, daß in einem Fall von Apoplexie Gliom, und einem Fall von Urämie eine beträchtliche Erniedrigung bestand, ohne daß dabei Gallenfarbstoffe oder Hämoglobin im Liquor nachzuweisen waren.

KOPACZEWSKI beobachtete im Gegensatz dazu, daß eine positive WASSERMANNsche Reaktion die Oberflächenspannung um ungefähr 3 Dyn erhöht. Die

Gegensätze wurden von Zunz und Alexander damit erklärt, daß die Liquores ungenügend sorgfältig entnommen und zu lange aufgehoben wurden. Die Autoren untersuchten die dynamische Oberflächenspannung bei 12 Fällen von normale Liquor, ferner 14 Fällen von Geisteskrankheiten nichtsyphilitischer Natur und 20 Fällen von progressiver Paralyse. Sie stellten dabei fest, daß die Werte von luischen und normalen Liquoren ganz unwesentlich voneinander differieren, und daß sie sich insgesamt dem Wasserwert erheblich nähern. Der Unterschied vom Wasserwert betrug lediglich 0,8 Dyn, er war auch bei anderen Geisteskrankheiten nichtsyphilitischer Natur nachzuweisen, so daß sie zu dem Schluß kamen, daß die Verminderung nicht von der Syphilis abhängen könnte, sondern an andere Ursachen gebunden sein müßte. Brinkmann dagegen gibt an, daß sich die Oberflächenspannung des Liquors bei Feststellung des statischen Wertes wenig von der des Blutes unterscheiden würde, ohne allerdings genauere Werte anzugeben.

Es ist nun klar, daß eine einzelne Methode nicht in der Lage sein kann, ein vollständiges Bild des Liquors und dessen Veränderungen, sei es in physiologischer oder pathologischer Beziehung, zu geben. Aus diesem Grunde sind im folgenden alle Bestimmungen, die bei jedem Liquor durchgeführt worden sind, angegeben.

Bevor auf die Untersuchungen der Oberflächenspannung selbst eingegangen werden kann und eine Auswertung versucht wird, muß die Methodik, die beim Liquor anzuwenden ist, genauer beschrieben werden. Es hat sich im Laufe der Zeit herausgestellt, daß Streuungen der Werte (Anfangs- und Verdünnungswerte) weitgehend reduziert werden können, wenn jeder Liquor vor der Messung zentrifugiert wird. Zu dieser Forderung kommt hinzu, daß bei Untersuchungen an Seren nur brauchbare Vergleichswerte vom selben Aderlaß zu bekommen sind, wenn zentrifugiert wird. Beim Serum hat sich nun gezeigt, daß eine Zentrifugierdauer von $^1/_2$ Stunde bei einer Umdrehungszahl von 2600 genügt, diese Forderung zu erfüllen. Der Liquor wurde nun ebensolange mit derselben Zentrifuge bearbeitet.

Außerdem ist von Wichtigkeit, wo der Liquor entnommen wird. Diese Tatsache ist nicht verwunderlich, da Unterschiede schon früher für bestimmte Liquorbestandteile festgestellt wurden. Unterschiede zwischen Ventrikel-, Zisternal- und Lumballiquor sind schon von Kafka, Demme, Eskuchen und Weigeldt beschrieben. Am auffallendsten war bis jetzt der Unterschied des Zuckergehaltes, der im Ventrikel höher sein soll als lumbal und der Unterschied der Eiweißfraktion. In letzter Zeit wurde auch von Plaut und Rudy angegeben, daß der Cholesteringehalt lumbal höher als zisternal ist, während Cholesterin im Ventrikel überhaupt nicht nachzuweisen sei. Voigt hat diese Befunde an unserem Institut bestätigen können. Aus diesem Grunde mußte bei der Messung der Oberflächenspannung auf diese Tatsache Rücksicht genommen werden. Es wurde praktisch so vorgegangen, daß sofort das Steigrohr zum Messen des Druckes angeschlossen wurde sowie die Nadel im Lumbalkanal lag. Dann wird zunächst die Flüssigkeit des Steigrohres in ein Gläschen abgelassen. Da in der Regel der Druck nicht so hoch ist, daß sich im Steigrohr 1 ccm befindet, wird noch so viel abgelassen, daß sich im Röhrchen I genau 1 ccm Liquor befindet und dieser zur Bestimmung der Zellzahl verwandt wird. Dann werden 4 ccm abgelassen und diese sofort weiterverarbeitet und zum Messen der Oberflächenspannuneg benützt. Ein Umgießen des Liquors in verschiedene Gläschen ist zu vermeiden. Darauf wurde 1 ccm zur Eiweißbestimmung abgenommen, Nonne und Pandy angestellt und darauf die übrigen Mengen für Goldsol, Mastix und WaR. abgelassen. Bei Bedarf wurde natürlich eine genaue bakteriologische Untersuchung durchgeführt. Im allgemeinen kommt man mit 10 ccm Liquor aus. Bei Zisternen- und Ventrikelpunktionen wurde, wenn möglich, ziemlich genau so verfahren, obwohl es hier, namentlich bei der Ventrikelpunktion, zeitweise Schwierigkeiten macht. Zisternal läßt sich jedoch das Verfahren in der Regel durchführen.

Im Verlauf der Untersuchung stellte sich heraus, daß beim Liquor als vorteilhafteste Verdünnungsflüssigkeit physiologische Kochsalzlösung benutzt wird, da dadurch eine größere Anzahl unterscheidbare Kurventypen zu erreichen ist. Die Oberflächenspannung der reinen physiologischen Kochsalzlösung beträgt 73,5—73,7 Dyn bei 20°.

Die übrigen angestellten Untersuchungen des Liquors waren folgende: Beurteilung der Farbe, des Druckes, Zellzählung und Differenzierung, als Globulinreaktion Nonne und Pandy, ferner die Goldsol- und Mastixreaktion. Außerdem die WASSERMANNsche Reaktion im Liquor und im Blut. Die Eiweißbestimmungen wurden nach KELLER und LIEBOLD auf nephelometrischem Wege vorgenommen.

Es ist dabei noch zu beachten, daß die Zentrifuge in einem Raum aufgestellt sein muß, der ungefähr eine Temperatur von 20° besitzt. Weiter ist wichtig, daß die Zentrifuge bei ihrem Lauf keine größeren Temperaturunterschiede hervorruft.

**Der normale Liquor.** Es ergibt sich sofort die Schwierigkeit, festzustellen, was man unter einem normalen Liquor verstehen soll, da naturgemäß die Grenzen zwischen normal und pathologisch fließend sind. Es muß also bei der Auswahl der Fälle verlangt werden, daß sowohl das klinische Bild als auch sämtliche Untersuchungsbefunde im Liquor völlig normale Werte ergeben. Bei den im folgenden verwerteten Fällen handelt es sich meist um Patienten, bei denen ein Verdacht auf eine zentrale Ursache der geklagten Beschwerden bestand und dieser durch keine der ausgeführten Untersuchungen im Liquor bestätigt werden konnte und auch der weitere klinische Verlauf ein organisches Leiden nicht wahrscheinlich erscheinen ließ. Aus unten angeführten Gründen wurde noch darauf geachtet, daß das Alter von 35 Jahren möglichst nicht überschritten wurde.

Im Verlauf der Jahre konnten über 200 Fälle ausführlich untersucht werden. Zeigten sich Blutbeimengungen, so wurden sie nicht ausgewertet, da die Bestimmung der Oberflächenspannung keine brauchbaren Resultate lieferte, was aber allein auf den Einfluß des Blutes zurückgeführt werden muß.

Das Aussehen sämtlicher normaler Rückenmarksflüssigkeiten war wasserklar und ohne jede Trübung. Der Lumbaldruck ergab im Liegen Durchschnittswerte von 110—140 mm Wasser.

Der normale Zellgehalt des Liquors betrug in allen Fällen 0/3—6/3, wobei jedoch 80% der Fälle 3/3 und darunter hatten. KAFKA gibt die obere Grenze mit 8/3 Zellen an; es gibt jedoch Stimmen, die schon 3/3 als verdächtig für pathologische Zustände ansehen, was wohl, wenn sämtliche andere Untersuchungen negativ sind, als zu weitgehend bezeichnet werden muß. Die Differenzierung ergab in der Regel kleine Lymphocyten, ganz vereinzelt sahen wir aber auch Leukocyten, ohne daß dieser Befund eine besondere Bedeutung gehabt hätte.

Die Carbolsäurereaktion nach PANDY war in über 90% der Fälle negativ, sehr selten fraglich (Opalescenz), die Reaktion nach NONNE stets negativ.

Die nephelometrische Bestimmung des Eiweißgehaltes nach KELLER schwankte zwischen 6 und 12 mg% Gesamteiweiß. Der Gesamteiweißgehalt liegt also etwas niedriger, als von KAFKA angegeben wurde (20 mg%).

Die WASSERMANNsche Reaktion war stets negativ, ebenso die MEINICKE-Klärungsreaktion.

Alle Kolloidreaktionen waren negativ, sie wurden nach der Vorschrift von SCHMITT durchgeführt und zeigen bei normalem Liquor eine leichte Verfärbung bzw. Trübung im 2. bis 3. Röhrchen.

In den letzten 3 Jahren wurden sämtliche Punktionen nüchtern ausgeführt und stets Blut- und Liquorzucker zu derselben Zeit bestimmt.

Die Oberflächenspannung des normalen Liquors ergab im Durchschnitt folgende Werte:

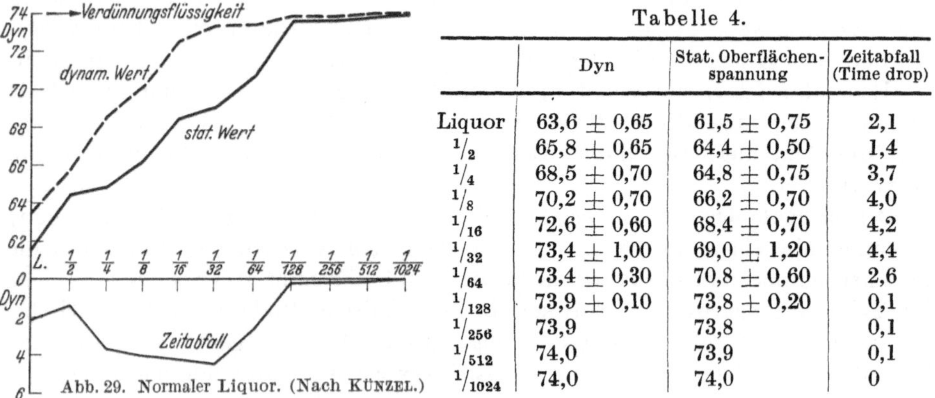


Abb. 29. Normaler Liquor. (Nach KÜNZEL.)

Tabelle 4.

| | Dyn | Stat. Oberflächen-spannung | Zeitabfall (Time drop) |
|---|---|---|---|
| Liquor | $63{,}6 \pm 0{,}65$ | $61{,}5 \pm 0{,}75$ | 2,1 |
| $^1/_2$ | $65{,}8 \pm 0{,}65$ | $64{,}4 \pm 0{,}50$ | 1,4 |
| $^1/_4$ | $68{,}5 \pm 0{,}70$ | $64{,}8 \pm 0{,}75$ | 3,7 |
| $^1/_8$ | $70{,}2 \pm 0{,}70$ | $66{,}2 \pm 0{,}70$ | 4,0 |
| $^1/_{16}$ | $72{,}6 \pm 0{,}60$ | $68{,}4 \pm 0{,}70$ | 4,2 |
| $^1/_{32}$ | $73{,}4 \pm 1{,}00$ | $69{,}0 \pm 1{,}20$ | 4,4 |
| $^1/_{64}$ | $73{,}4 \pm 0{,}30$ | $70{,}8 \pm 0{,}60$ | 2,6 |
| $^1/_{128}$ | $73{,}9 \pm 0{,}10$ | $73{,}8 \pm 0{,}20$ | 0,1 |
| $^1/_{256}$ | 73,9 | 73,8 | 0,1 |
| $^1/_{512}$ | 74,0 | 73,9 | 0,1 |
| $^1/_{1024}$ | 74,0 | 74,0 | 0 |

Die einzelnen normalen Punktate zeigen also sowohl in den Anfangs- wie in den Verdünnungswerten nur geringe Differenzen. Sie betragen maximal 1,5 Dyn, nur in der Verdünnung 1:32, in der der maximale Zeitabfall auftritt, kommt es zu höheren Abweichungen, die im Höchstfalle 2,4 Dyn betragen. Eine genauere Untersuchung des maximalen Zeitabfalls ergibt, daß schon bei einer Verdünnung von 1:16 der Abfall nahe an den maximalen herankommt, was vermuten läßt, daß der tatsächliche maximale Zeitabfall zwischen 1:16 und 1:32 liegt. Untersuchungen, die in dieser Richtung angestellt worden sind, haben dann gezeigt, daß der maximale Zeitabfall bei 1:26 zu finden ist, jedoch nur, wenn als Verdünnungsflüssigkeit physiologische Kochsalzlösung genommen wird. Wird mit bidestilliertem Wasser verdünnt, so tritt er schon bei 1:16 auf.

Vergleichswerte in der Literatur konnten nicht gefunden werden. Unseres Wissens sind überhaupt noch keine Liquoruntersuchungen in Verdünnungsreihen gemacht worden. Lediglich SAMSON gibt einen Wert von normalem unverdünntem Liquor an, und zwar mit 48,3—51,8 Dyn, gemessen mit der Torsionswaage. Angaben, ob es sich um dynamische oder statische Spannungswerte handelt, fehlen. Der Wasserwert betrug bei den Bestimmungen nach SAMSON 50 Dyn, so daß die Liquorwerte außerordentlich nah an die Wasserwerte zu liegen kommen. Eine Umrechnung auf unsere Werte ist bei den spärlichen Angaben nicht möglich.

**Der blutige Liquor.** Blutbeimengungen lassen sich auch bei der besten Technik nicht immer vermeiden. Die Frage, ob essentiell oder durch Punktion verursacht, ist in der Regel leicht, in gewissen Fällen so gut wie überhaupt nicht zu entscheiden. Als Ursachen der essentiellen Blutung kommen besonders meningeale Apoplexien, Ventrikeldurchbrüche und Tumoren sowie Schädelverletzungen in Frage, die übrigen Blutbeimengungen sind durch die Punktion bedingt. Bei allen sind Pandy und Nonne natürlich positiv. Die Zellzahl selbst ist abhängig von der Grundkrankheit und der Blutmenge. Bei den essentiellen Formen sind stets Eiweißvermehrungen nachzuweisen, und zwar kommt es besonders zu einer Vermehrung der stabilen Phase. Bei den durch Punktion hervorgerufenen Blutbeimengungen kann nach Abzentrifugieren meist ein normaler oder zumindest ein im Bereich des normalen liegender Eiweißwert gefunden werden. Verursacht die Grundkrankheit schon eine Eiweißvermehrung, so kann diese nach Abzentrifugieren wieder bestimmt werden, jedoch werden die Verhältnisse sehr leicht unübersichtlich. Fast die üblichen Werte sind erhältlich, wenn man etwa Liquor abtropfen läßt, wodurch häufig ein Klarwerden zustande kommt. Es ist aber zu bedenken, daß dadurch die Eiweißmenge in einer anderen Höhe bestimmt wird. Bei der Eiweißbestimmung selbst verursachte dies nur geringe Abweichungen. Die Messung der Oberflächenspannung ergibt jedoch Werte, die nicht ohne weiteres vergleichbar waren, besonders wenn eine größere Menge Liquor abgelassen werden mußte. Der xanthochrome Liquor nimmt nach der üblichen Behandlung Werte an, wie man sie bei meningitischen Reizungen erhält. Sie stimmen übrigens mit der Goldsol- und Mastixkurve überein. Auch diese zeigen einen Ausfall, der leicht nach rechts ungefähr bis in die Mitte verschoben ist. Im übrigen schwanken die Befunde je nach Stärke der Blutbeimengungen stark. KAFKA gab für die Normomastixreaktion Standardkurven ab, aus denen abzulesen ist, wieweit die einzelnen Blutmengen die Kurven beeinflussen. Aber auch hier werden die Verhältnisse bei pathologischen Zuständen zu unübersichtlich. Wie schon gesagt, ist es bei geringen akzidentiellen Blutungen noch möglich, nach Zentrifugieren Eiweißwerte zu bestimmen, dagegen finden sich für die Oberflächenspannung auch bei sofortigem Zentrifugieren erhebliche Abweichungen von der Norm. Bei Nichtbeachtung dieser Tatsache bekommt man damit Werte von starker Streuung und nie typische Kurven. Aus diesem Grunde empfiehlt es sich, bei diesen Vorkommnissen mit einer frischen Nadel ein Segment höher zu punktieren. Ein Unterschied zwischen 5 normalen Rückenmarksflüssigkeiten, die durch Punktion in Höhe von L 2 bis L 3 und 5, die in Höhe von L 3 bis L 4 gewonnen waren, konnte auch bei Bestimmung der Oberflächenspannung nicht gefunden werden.

**Der Liquor von Moribunden.** Im Laufe der Jahre wurden bei rund 50 bewußtlosen in Agonie liegenden Patienten Punktionen vorgenommen. Es zeigte sich bei ihnen, daß die Zellzahl und der Eiweißgehalt der jeweiligen Grundkrankheit entsprechend oder normal waren, ebenso die Goldsol- und Mastixreaktion, was auch mit den Angaben von WEIGELDT übereinstimmt, der den Liquor bei einem verstorbenen Menschen kurz nach dem Tod völlig unverändert fand. Die Werte der Oberflächenspannung waren aber grundlegend verändert, zum Teil waren ganz erhebliche Senkungen eingetreten, was wohl mit Auftreten von Permeabilitätsänderungen zusammenhängt. Eine sichere Gesetzmäßigkeit ist nicht festzustellen. Nach der uns bekannten Pufferwirkung des Liquors und der capillaraktiven Lösungen muß aber angenommen werden, daß ziemlich erhebliche Mengen von capillaraktiven Stoffen in ihn gelangt sein müssen.

**Der Liquor nach Punktion.** Untersucht man einen nicht entzündlichen, möglichst normalen Liquor nach 24—48 Stunden zum zweitenmal, so wird stets eine gewisse Zell- und Eiweißvermehrung gefunden. Wie schon bekannt, handelt es sich um eine leicht meningeale Reizung. Diese ist auch bei der Untersuchung der Spannung nachzuweisen und kann, wenn die Tatsache einer vorherigen Punktion nicht bekannt ist oder nicht beachtet wird, zu Fehlschlüssen führen. Werden Lufteinblassungen vorgenommen, so nimmt das Liquorsyndrom einen ausgesprochen meningitischen Charakter an, was auch schon von Kafka und Hermann in bezug auf die Eiweißwerte betont wurde. Kafka fand weiter, daß dieser Reiz stets nach 3 Tagen wieder verschwunden ist, nach einer Encephalographie erst nach 8—10 Tagen. Die Oberflächenspannung erreicht aber erst nach 5—7 Tagen bei der einfachen Lumbalpunktion normale Werte. Werden Lufteinblasungen vorgenommen, so kann der Liquor Veränderungen meningitischer Natur bis zu 6 Wochen zeigen.

**Der Liquor bei der Meningitis.** Das Liquorbild in bezug auf die Spannung ist bei den verschiedenen Formen der eitrigen Meningitis derartig ähnlich, daß es zusammen besprochen werden kann.

Allgemein ist wichtig, daß bei der eigentlichen Hirnhautentzündung die Werte stark wechseln, fast regelmäßig treten Druckerhöhungen auf. Die Gesamteiweißwerte sind stets stark vermehrt, die Schwankungsbreite ist aber derartig groß, daß Zahlen kaum angegeben werden können. Bei der Kolloidreaktion herrscht die Meningitiszacke vor.

Stets findet man auch eine Erniedrigung des Zuckergehaltes im Liquor. Die Werte schwanken zwischen 12 und 41 mg% bei normalen Blutzuckerwerten. Der Cholesteringehalt ist stets deutlich erhöht.

Es ist noch besonders darauf hinzuweisen, daß in allen Fällen der Meningitis epidemica im Verlauf der Erkrankung eine Xanthochromie des Liquors beobachtet wird. Diese kann gering sein, kann aber auch zu einer ausgesprochenen Gelbfärbung des Liquors führen. Es kann regelmäßig beobachtet werden, daß die Xanthochromie immer wenige Tage vor Abklingen des Fiebers und der sonstigen Krankheitserscheinungen auftritt, so daß sich dieses Zeichen als sicherstes prognostisches Merkmal bei der sonst so wechselnd und unberechenbar verlaufenden Krankheit erweist. Sie klingt nach wenigen Tagen wieder ab und verschwindet nach 4—5 Tagen ganz.

Die Oberflächenspannung des Meningitisliquors zeigt nun stets ein ganz erhebliches Absinken der Anfangswerte: dynamisch 58—62, statisch 56—60. Eine monomolekulare Schicht ist bis zu einer Verdünnung von 1:1000 nicht zu erreichen. Sie tritt je nach Stärke der anderen Abweichung (Eiweiß- und Zellvermehrung) erst bei Verdünnungsgraden 1:2000 bis 1:6000 auf. Der Zeitabfall des unverdünnten Liquors ist immer erheblich, meist um 6 Dyn.

Die Meningitis tuberculosa zeigt keine deutliche Trübung des Liquors. Die Zellzahl ist nie erheblich vermehrt, der höchstgezählte von uns betrug 4000/3 Zellen, der niedrigste 230/3. Ebenso war das Gesamteiweiß nie so erhöht wie bei den eitrigen Meningitiden. Die Oberflächenspannung ergibt keine wesentlichen Veränderungen gegenüber dem eitrigen Liquor. Auch beim tuberkulösen Liquor wird der Wasserwert bei einer Verdünnung von 1:1000 statisch nie erreicht.

Von größter praktischer Bedeutung erwies sich im Verlauf der Jahre die Bestimmung der Spannung bei Fällen, die nach dem klinischen Bild wohl eine meningeale Reizung vermuten ließen, bei denen aber mit den sonst üblichen Methoden keine sicheren Schlüsse gezogen werden konnten. Es zeigte sich dabei, vorausgesetzt, daß nicht vor kurzem punktiert wurde, daß wir in der Oberflächenspannung den feinsten Nachweis für entzündliche Prozesse der Meningen haben, und daß sie allen bekannten sonstigen Reaktionen an Empfindlichkeit überlegen ist. In Abb. 30 ist der Kurvenverlauf einer beginnenden Meningitis dargestellt.

**Der Liquor bei den luischen Erkrankungen des Zentralnervensystems.** Auf eine eingehende Schilderung der Liquorverhältnisse kann verzichtet werden. Auf Arbeiten von Kafka und Dattner wird verwiesen.

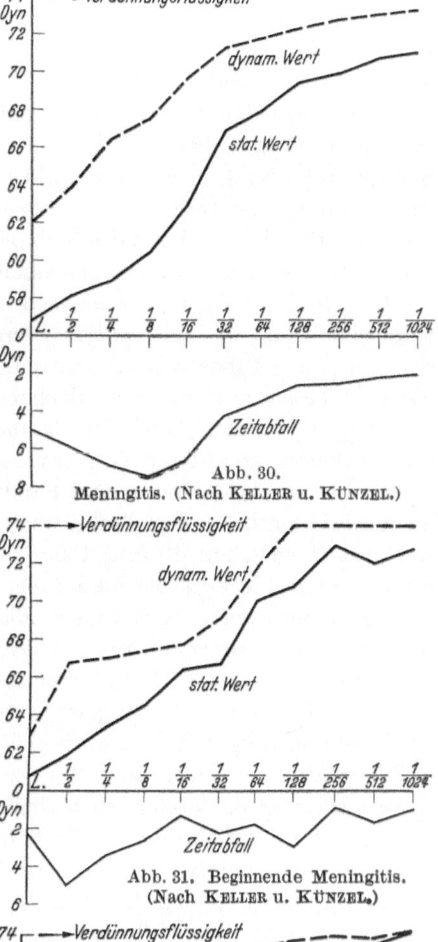


Abb. 30. Meningitis. (Nach Keller u. Künzel.)

Abb. 31. Beginnende Meningitis. (Nach Keller u. Künzel.)

Tabelle 5.

|  | Dyn | Stat. Oberflächenspannung | Zeitabfall |
|---|---|---|---|
| Liquor | 65,2 ± 0,4 | 63,3 ± 0,3 | 1,9 |
| 1/2 | 66,7 ± 0,2 | 64,9 ± 0,2 | 1,8 |
| 1/4 | 68,8 ± 0,3 | 66,6 ± 0,2 | 2,2 |
| 1/8 | 70,0 ± 0,1 | 69,2 ± 0,2 | 0,8 |
| 1/16 | 70,9 ± 0,25 | 68,6 ± 0,3 | 2,3 |
| 1/32 | 71,0 ± 0,25 | 69,7 ± 0,3 | 1,9 |
| 1/64 | 73,1 ± 0,4 | 70,5 ± 0,35 | 2,6 |
| 1/128 | 73,6 ± 0,1 | 71,8 ± 0,2 | 1,8 |
| 1/256 | 73,8 ± 0,1 | 72,6 ± 0,1 | 1,2 |
| 1/512 | 73,7 ± 0,2 | 73,3 ± 0,2 | 0,4 |
| 1/1024 | 74,0   0 | 74,0   0 | 0 |

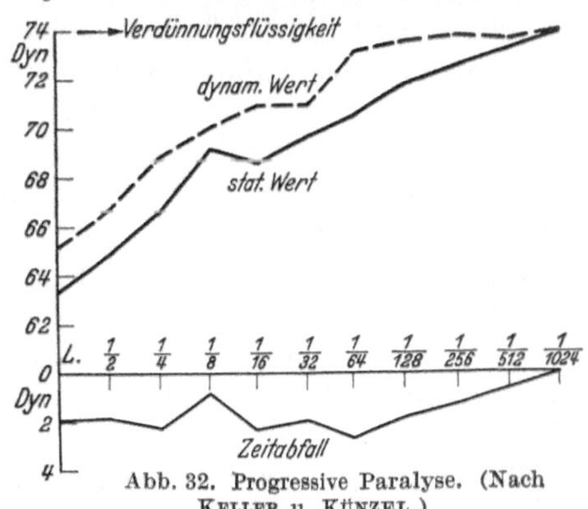


Abb. 32. Progressive Paralyse. (Nach Keller u. Künzel.)

Bei der Paralyse werden die üblichen Werte erhoben. Meist findet sich eine Gesamteiweißvermehrung, und zwar nimmt insbesondere die labile Phase deutlich zu, was mit den Feststellungen von Kafka gut übereinstimmt. Die Zahlen für die Paralyse, die in recht geringen Grenzen schwankten, sind umstehend wiedergegeben:

Daraus ist zu ersehen, daß im unverdünnten Liquor eine deutliche Erhöhung der Oberflächenspannung eintritt, und daß die monomolekulare Schicht wenig ausgeprägt ist und ungefähr bei einer Verdünnung von 1:64 liegt. Weiter ist auffällig, daß der Zeitabfall im ganzen sehr gering ist. Es handelt sich also um einen Liquor, bei dem keine einseitige Vermehrung der Bestandteile stattgehabt hat. Nach dem Liquorbild muß angenommen werden, daß die Eiweiße und Lipoide ungefähr in demselben Verhältnis vermehrt sind, höchstens daß die Eiweiße durch die Verschiebung des maximalen Zeitabfalls, also im besonderen das Globulin, am stärksten wirksam ist und damit vermehrt ist.

Die Gehirnsyphilis, die an sich schon recht verschiedene Prozesse im anatomischen Sinn in sich schließt, kann in bezug auf die Oberflächenspannung sogar mit der Tabes dorsalis zusammen besprochen werden, da es nicht gelingt, diese in bezug auf ihre Oberflächenspannung zu trennen.

Wie zu erwarten, sind die Befunde bei den meningitischen Formen weitaus am stärksten, erhebliche Zellvermehrungen sind die Regel, wobei die Lymphocyten überwiegen. Nonne und Pandy sind stets positiv. Die Eiweißwerte sind insgesamt deutlich vermehrt, jedoch nie so erheblich wie bei der Paralyse, und schwanken zwischen 40 und 120 mg% Gesamteiweiß. Die Mastix- und Goldsolkurven zeigen regelmäßig eine Zacke, die aber oft bis zur Mitte verschoben ist, die Cholesterinwerte sind regelmäßig erhöht. Die Wassermannsche Reaktion ist bei einer Auswertung bis 1,0 stets positiv. Bei der Endarteriitis syphilitica liegen die Verhältnisse ähnlich, nur kommt es zu keiner so großen Zellvermehrung, aber eine Eiweißvermehrung ist stets nachweisbar. Ähnliche Befunde sind bei der Tabes dorsalis zu erheben, sie richten sich jedoch weitgehend nach der Frische und Umfang des Prozesses. Bei der Tabes sind vielleicht im Durchschnitt die Eiweißwerte etwas höher, insbesondere wenn das tabische Material überwiegt, das mit frischen Schüben in die Klinik kommt. Bei alten Prozessen sind diese Prozesse naturgemäß sehr viel geringer, und bei einer ganzen Anzahl von Fällen ist das Liquorsyndrom völlig negativ, obwohl ausgesprochene klinische Symptome mit gastrischen Krisen und lanzinierenden Schmerzen vorhanden sind.

Es ist auffallend, daß bei dem so wechselnden Bild, das die Lues bietet, in den Oberflächenspannungen ziemlich typische Kurven zu erhalten sind. Es muß aber einschränkend dazu bemerkt werden, daß die typischen Kurven nur erreicht werden, wenn durch andere liquorologische Bestimmungen Zeichen einer Aktivität des Prozesses gefunden werden können. Ist dies der Fall, so kommt es zu ausgesprochen typischen Kurven, wobei die Anfangsspannung, also die des unverdünnten Liquors, dem normalen Liquor sehr nahe steht, dagegen tritt stets eine Verschiebung der monomolekularen Schicht bis zu einer Verdünnung von 1:64 auf. Nebenstehende Zahlen und Kurven sollen das Gesagte veranschaulichen.

Wie man sieht, sind Streuungen, zum mindesten nach unten, gering. Nach oben kommt es öfters zu Abweichungen, und zwar bei solchen Fällen, die allmähliche Übergänge für die Paralyse zeigen, also besonders bei Taboparalysen, obwohl die Beobachtung an einem großen Material ergibt, daß bei Hinzukommen von Hinterstrangsymptomen der maximale Zeitabfall immer etwas größer als bei der reinen Paralyse ist. Bei stark entzündlichen syphilitischen Rückenmarksflüssigkeiten von hoher Zellzahl kommt es gelegentlich zu einer Erhöhung des maximalen Zeitabfalls, und zwar können die Werte bis zu 2 Dyn höher liegen. Auch eine Verschiebung nach der nächsthöheren Verdünnung (1:128) sieht man gelegentlich, die Verschiebung ist jedoch nie so hochgradig, daß sie mit der gewöhnlichen Meningitis verwechselt werden kann.

Tabelle 6.

| | Dyn | Stat. Oberflächenspannung | Zeitabfall |
|---|---|---|---|
| Liquor | 63,9 | 61,5 | 2,4 |
| $^1/_2$ | 65,1 | 62,8 | 2,3 |
| $^1/_4$ | 67,3 | 64,2 | 3,1 |
| $^1/_8$ | 68,5 | 65,8 | 2,7 |
| $^1/_{16}$ | 70,2 | 66,5 | 3,7 |
| $^1/_{32}$ | 72,0 | 68,3 | 3,7 |
| $^1/_{64}$ | 73,5 | 67,8 | 5,7 |
| $^1/_{128}$ | 74,0 | 69,0 | 5,0 |
| $^1/_{256}$ | 73,8 | 73,5 | 0,3 |
| $^1/_{512}$ | 73,9 | 73,6 | 0,3 |
| $^1/_{1024}$ | 74,0 | 74,0 | 0 |

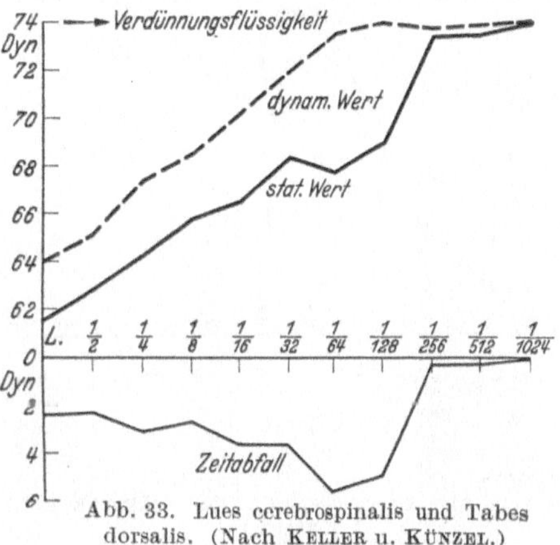


Abb. 33. Lues cerebrospinalis und Tabes dorsalis. (Nach KELLER u. KÜNZEL.)

Errechnet man die durchschnittlichen Spannungen in bezug auf die Stärke des Ausfalls der WASSERMANNschen Reaktion, so kommt man zu nachstehenden Werten. Aus der Tabelle ist zu ersehen, daß eine Abhängigkeit der Spannung und der Stärke der WASSERMANNschen Reaktion abgelehnt werden muß.

**Die Arteriosklerose der Hirngefäße.** Von den nebenstehend untersuchten Fällen kamen etwa $^1/_3$ zur Sektion. Klinisch handelt es sich in der überwiegenden Mehrzahl der Fälle um Apoplexien oder um Beschwerden, die an eine cerebrale

Tabelle 7.

| | Dyn | Stat. Oberflächenspannung | Zeitabfall |
|---|---|---|---|
| 4fach pos.. . | 65,4 | 62,6 | 2,8 |
| 3 „ „ . . | 63,9 | 61,8 | 2,1 |
| 2 „ „ . . | 65,8 | 62,4 | 3,6 |
| 1 „ „ . . | 63,7 | 61,4 | 2,4 |
| negativ . . . | 64,2 | 61,6 | 2,6 |

Sklerose denken ließen. Dabei war etwa in der Hälfte der Fälle der Blutdruck nicht wesentlich erhöht, während der Rest eine zum Teil recht erhebliche Hypertension zeigte. Die Untersuchungen, die sich über Jahre erstreckten, ergeben nun, daß durch die Untersuchung der Spannung Apoplexien, die auf Grund einer Hypertension auftreten, von denen zu trennen sind, bei denen die Grundkrankheit lediglich eine Arteriosklerose ist. Es zeigt sich, daß Fälle mit nachstehend geschildertem Spannungsbefund auf dem Sektionstisch stets eine erhebliche Kalkeinlagerung der Hirngefäße haben. Ein ganz anderer Typ der Oberflächenspannung ergibt sich, wenn trotz desselben klinischen Bildes die Hirngefäße nicht verändert, häufig sogar auffallend zart sind.

Die übrigen Befunde im Liquor sind folgende: Der Druck ist normal, die Farbe klar. Die Zellzahlen bewegen sich in der überwiegenden Mehrzahl der Fälle in normalen Grenzen, als stärkste Erhöhung konnten einmal 14/3 Zellen gezählt werden. Die Goldsol- und Mastixreaktionen liegen sämtlich im Bereich des Normalen. Ebenso kommt es zu keiner Eiweißvermehrung. In ganz seltenen Fällen kommt jedoch eine leichte Gesamteiweißvermehrung vor, wobei die stabile Phase im Verhältnis zur labilen stärker ansteigt. Kafka hat mit seinen Methoden dieselben Befunde erheben können und spricht dann von einem niedrigen Eiweißquotienten. Die Oberflächenspannungswerte schwanken in sehr niedrigen Grenzen und zeigen folgende Werte:

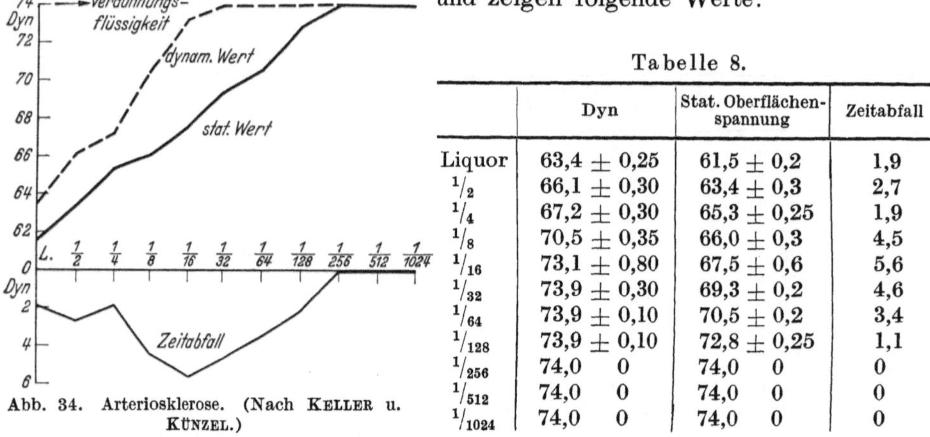

Abb. 34. Arteriosklerose. (Nach Keller u. Künzel.)

Tabelle 8.

| | Dyn | Stat. Oberflächenspannung | Zeitabfall |
|---|---|---|---|
| Liquor | $63,4 \pm 0,25$ | $61,5 \pm 0,2$ | 1,9 |
| $^1/_2$ | $66,1 \pm 0,30$ | $63,4 \pm 0,3$ | 2,7 |
| $^1/_4$ | $67,2 \pm 0,30$ | $65,3 \pm 0,25$ | 1,9 |
| $^1/_8$ | $70,5 \pm 0,35$ | $66,0 \pm 0,3$ | 4,5 |
| $^1/_{16}$ | $73,1 \pm 0,80$ | $67,5 \pm 0,6$ | 5,6 |
| $^1/_{32}$ | $73,9 \pm 0,30$ | $69,3 \pm 0,2$ | 4,6 |
| $^1/_{64}$ | $73,9 \pm 0,10$ | $70,5 \pm 0,2$ | 3,4 |
| $^1/_{128}$ | $73,9 \pm 0,10$ | $72,8 \pm 0,25$ | 1,1 |
| $^1/_{256}$ | $74,0 \quad 0$ | $74,0 \quad 0$ | 0 |
| $^1/_{512}$ | $74,0 \quad 0$ | $74,0 \quad 0$ | 0 |
| $^1/_{1024}$ | $74,0 \quad 0$ | $74,0 \quad 0$ | 0 |

Daraus ergibt sich also eine deutliche Verschiebung des maximalen Zeitabfalles nach der linken Seite, der bei Herstellung der Verdünnungsreihen mit reinem Wasser noch deutlicher wird.

**Die Hypertension.** Bei den Rückenmarksflüssigkeiten, die aus oben besagten Gründen abgetrennt worden waren, zeigt sich im Gegensatz zu den arteriosklerotischen in der überwiegenden Mehrzahl der Fälle eine geringe Zellvermehrung. Im Durchschnitt betragen die Werte 8/3 bis 21/3 Zellen. Der Druck und die Farbe sind stets normal. Nonne und Pandy jedoch immer schwach positiv. Entsprechend ergibt sich nun, daß die Eiweißwerte in geringem Grade, aber sicher nachweisbar vermehrt sind. Es ist dabei noch zu bemerken, daß die Ausfälle von der Art der Hypertension (essentiell oder nephrosklerotisch) völlig unabhängig sind. Die Spannungswerte sind im folgenden angegeben:

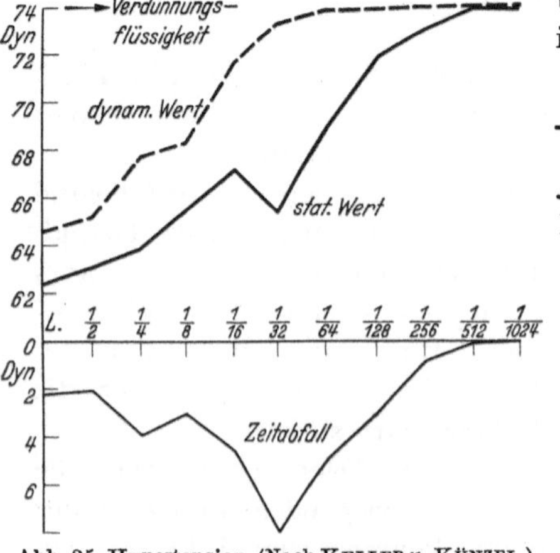

Abb. 35. Hypertension. (Nach Keller u. Künzel.)

Tabelle 9. Oberflächenspannung.

| | Dyn | Stat. Oberflächenspannung | Zeitabfall |
|---|---|---|---|
| Liquor | $64,5 \pm 0,3$ | $62,3 \pm 0,25$ | 2,2 |
| $^1/_2$ | $65,2 \pm 0,3$ | $63,2 \pm 0,2$ | 2,0 |
| $^1/_4$ | $67,8 \pm 0,2$ | $63,9 \pm 0,3$ | 3,9 |
| $^1/_8$ | $68,4 \pm 0,35$ | $65,5 \pm 0,30$ | 2,9 |
| $^1/_{16}$ | $71,8 \pm 0,4$ | $67,2 \pm 0,35$ | 4,6 |
| $^1/_{32}$ | $73,3 \pm 0,7$ | $65,4 \pm 0,8$ | 7,9 |
| $^1/_{64}$ | $73,8 \pm 0,2$ | $68,9 \pm 0,5$ | 4,9 |
| $^1/_{128}$ | $73,9 \pm 0,1$ | $71,9 \pm 0,3$ | 3,0 |
| $^1/_{256}$ | $73,9 \pm 0,1$ | $73,1 \pm 0,3$ | 0,7 |
| $^1/_{512}$ | $74,0 \pm 0$ | $74,0 \quad 0$ | 0 |
| $^1/_{1024}$ | $74,0 \quad 0$ | $74,0 \quad 0$ | 0 |

Daraus ergibt sich also ein erhöhter Anfangswert und ein maximaler Zeitabfall bei 1:32, der vom normalen, da fast doppelt so groß, ohne Schwierigkeiten unterscheidbar ist. Es muß aber betont werden, daß dieses Spannungsbild nur zu finden ist, wenn anatomisch nachweisbare Veränderungen des Gehirns im Gefolge der Hypertension vorhanden sind. Wenn man bedenkt, daß die sonst üblichen Liquoruntersuchungen differentialdiagnostisch bei Hypertension und cerebraler Sklerose wegen ihrer völligen Unspezifität nicht zu verwerten sind, so muß diesen Befunden, die auch praktisch ohne weiteres verwertbar sind, ein besonderes theoretisches Interesse entgegengebracht werden.

**Die Hirntumoren.** Die Untersuchungen wurden natürlich auch auf die Spannungsmessungen der Hirntumoren ausgedehnt. Leider ist das Material nur klein. Im ganzen handelt es sich um 58 Fälle von Tumoren, die einer eingehenden Untersuchung unterzogen wurden. Dabei wurde immer nur die erste Punktion berücksichtigt und der größte Wert darauf gelegt, daß die Patienten nie vorher punktiert worden waren. Es ergaben sich für die Oberflächenspannung zwei voneinander unterscheidbare Kurventypen, deren Werte nachstehend angegeben werden:

Tabelle 10.

| | 1. Typ | | | 2. Typ | | |
|---|---|---|---|---|---|---|
| | Dyn | Stat. Oberflächenspannung | Zeitabfall | Dyn | Stat. Oberflächenspannung | Zeitabfall |
| Liquor | 64,4 | 63,2 | 1,2 | 61,0 | 58,6 | 1,4 |
| $^1/_2$ | 66,3 | 64,9 | 1,8 | 65,4 | 61,4 | 4,0 |
| $^1/_4$ | 69,2 | 65,7 | 3,5 | 67,6 | 64,9 | 2,7 |
| $^1/_8$ | 70,0 | 65,8 | 4,2 | 69,1 | 65,5 | 3,6 |
| $^1/_{16}$ | 70,6 | 66,7 | 3,9 | 70,6 | 67,9 | 2,7 |
| $^1/_{32}$ | 71,2 | 65,9 | 5,3 | 72,2 | 68,8 | 3,4 |
| $^1/_{64}$ | 72,7 | 68,7 | 4,0 | 72,6 | 67,2 | 5,4 |
| $^1/_{128}$ | 73,2 | 70,6 | 2,6 | 72,8 | 71,4 | 1,4 |
| $^1/_{256}$ | 73,5 | 71,5 | 2,0 | 73,4 | 73,1 | 0,3 |
| $^1/_{512}$ | 74,0 | 73,7 | 0,3 | 73,6 | 73,5 | 0,1 |
| $^1/_{1024}$ | 74,0 | 74,0 | 0 | 74,0 | 74,0 | 0 |

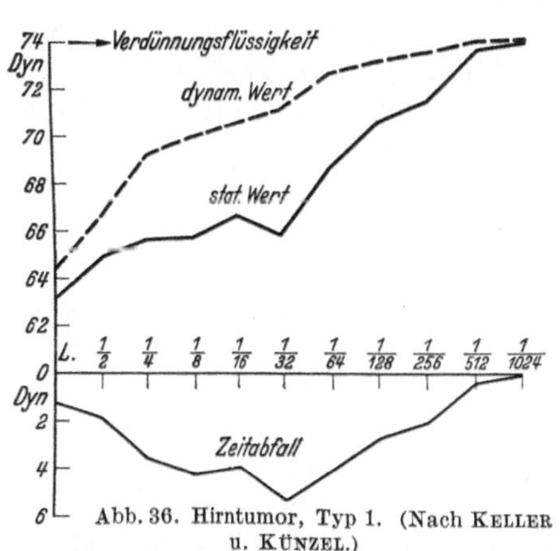


Abb. 36. Hirntumor, Typ 1. (Nach KELLER u. KÜNZEL.)

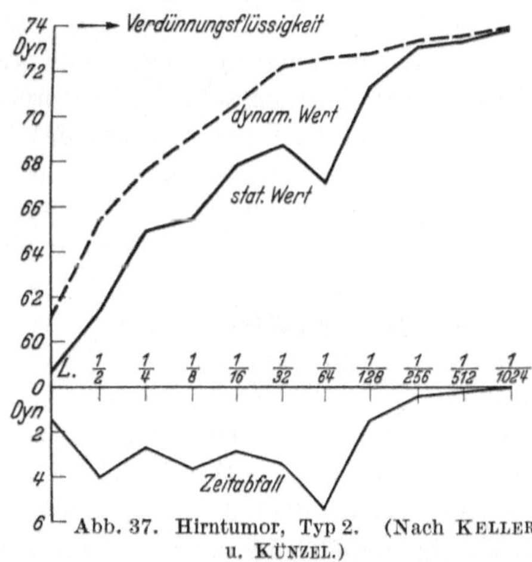


Abb. 37. Hirntumor, Typ 2. (Nach KELLER u. KÜNZEL.)

Damit bringen die Hirntumoren regelmäßig eine Verschiebung der Werte der Anfangsspannung mit sich. Die Verschiebung ist jedoch gerade entgegengesetzt. Beim Typ 1 sind die Spannungswerte stark erhöht, während sie bei Typ 2 deutlich erniedrigt sind. Diesem Umstand ist es zu verdanken, daß eine Unterscheidung von allen anderen Kurven ohne Schwierigkeit möglich ist. Es hat sich im Verlauf der Zeit noch weiter herausgestellt, daß die Tumoren, die einen Typ 1 zeigen, regelmäßig mit einer Eiweißvermehrung im Liquor einhergehen, während beim Typ 2 diese Eiweißvermehrung stets vermißt wird. Weiter ist in der überwiegenden Mehrzahl der Fälle festzustellen, daß Tumoren, die den Kurventyp 1 zeigen, an der Oberfläche des Gehirns liegen und mit dem Liquor in direkte Berührung treten, während der Kurventyp 2 in der Regel bei Tumoren gefunden wird, die im Gehirn selbst liegen.

**Das Carcinom im Körper.** Bei Carcinomen im Körper, die klinisch manifest sind, aber noch nicht zu einer ausgesprochenen Kachexie geführt haben, finden sich, wie auch Roffo festgestellt hat, Veränderungen der Spannung. Im besonderen sind diese Spannungsunterschiede bei Uteruscarcinomen ausgesprochen. Es handelt sich im allgemeinen um eine Senkung der Anfangsspannung, während die Verdünnungsreihe nicht sicher verändert ist. Roffo und Degiorgi bestimmten den Cholesteringehalt des Liquors von Krebskranken in einer größeren Anzahl von Fällen und fanden dabei eine deutliche Vermehrung desselben. Sie bringen die Senkung der Oberflächenspannung in einen direkten Zusammenhang mit dem veränderten Cholesterinspiegel und letzten Endes mit einer Veränderung der Permeabilität der Zellmembranen.

Sämtliche übrigen Erkrankungen des Zentralnervensystems, sei es Epilepsien oder postencephalitischer Parkinson u. a., ergeben keine sicheren und deutbaren Kurventypen, so daß sie differentialdiagnostisch nicht herangezogen werden können. Kommt es bei Neuritiden, Reticulitiden zu einer meningealen Beteiligung, so tritt sofort eine Meningitiszacke auf. Auf die Untersuchung der Schizophrenie mußte leider verzichtet werden, da an unserer Klinik kein Liquor von dieser Krankheit zur Verfügung steht.

**Der zisternale Liquor.** Die Untersuchung der Oberflächenspannung in Verdünnungsreihen des zisternalen Liquors ergibt, daß die Werte nicht mit denen des lumbalen zu vergleichen sind. Daher mußte der Zisternenliquor einer gesonderten Untersuchung unterzogen werden, wobei festzustellen ist, ob aus dem Unterschied diagnostische und theoretische Schlüsse gezogen werden können.

Die chemische Untersuchung des Liquors ergibt, daß auch auf diese Weise Unterschiede in der Zusammensetzung desselben nachzuweisen sind. Dies gilt besonders für den Gehalt an Zucker, wie Samson, Demme und Weigeldt berichten. Diese Befunde wurden an über 600 Fällen nachgeprüft und gefunden, daß ein Absinken des Zuckergehaltes von der Zisterne zum Lumbalsack möglich ist, daß aber die Differenzen im ganzen gering sind. Außerdem sind die Schwankungen so groß, daß sich die Werte bei Bestimmung einer größeren Zahl überschneiden. Es kommt noch hinzu, daß eine gewisse Abhängigkeit vom Blutzucker besteht und daß der Liquorzucker in seiner Einstellung dem Blutzucker merklich nachhinkt. Werden diese Faktoren berücksichtigt, so kommt man zu dem Ergebnis, daß sich die lumbalen, zisternalen und selbst ventrikalen Rückenmarksflüssigkeiten in ihrem Zuckergehalt kaum unterscheiden. Werden Reihenuntersuchungen angestellt, so kommen für den zisternalen normalen Liquor Durchschnittszahlen heraus, die nur wenige Milligramm höher liegen als beim lumbalen. Wird nun versucht, festzustellen, ob gewisse pathologische Zustände das Verhältnis zwischen lumbalem und zisternalem Zuckergehalt ändern, so ergeben sich ebenfalls keine verwertbaren Resultate. Die Hauptschwierigkeit besteht darin, daß die Zahlen in erheblichen Grenzen schwanken. Für die bakterielle Meningitis ist der diagnostische Wert der Zuckerbestimmung jedoch unbestritten, da eine Herabsetzung regelmäßig zu finden ist, die zisternal wie lumbal etwa im selben Verhältnis stattfindet. In der Literatur wird noch betont, daß die Zuckerbestimmung bei der Encephalitis eine Rolle spielt. Bei Encephalitiden unserer Klinik waren immer Werte an der oberen Grenze der Norm zu finden, jedoch nie auffällige Erhöhungen. Der differentialdiagnostische Wert gegenüber der reinen Meningitis bleibt aber unbestritten. Bei sämtlichen anderen Erkrankungen ist die Liquorbestimmung diagnostisch bedeutungslos, auch aus dem Verhältnis der Werte lumbal : zisternal können keinerlei Schlüsse gezogen werden.

Sicherer sind die Resultate für den Eiweißgehalt. Hier dürfte es sicher sein, daß der Ventrikelliquor weniger als der zisternale und dieser wieder weniger als der lumbale enthält. Diese Feststellungen stammen von KAFKA, CH. J. KELLER, SAMSON und WEIGELDT. Ebenso sicher ist eine Zunahme der Zellzahl nach unten. PLAUT hat für das Cholesterin dieselbe Feststellung machen können. Bekannt ist, daß die umgekehrten Verhältnisse für das Magnesium bestehen (SAMSON).

Uns interessieren naturgemäß hauptsächlich diese Substanzen, die oberflächenaktiv sind, also in erster Linie die Eiweißkörper und Lipoide, da die im Liquor vorkommenden anorganischen Salze und der Zucker nur eine ganz geringe Oberflächenaktivität aufweisen.

Vergleicht man nun die Werte der Spannung des normalen Zisternenliquors mit denen des lumbalen, so fällt sofort auf, daß die Werte des unverdünnten Liquors sämtlich etwas tiefer liegen. Außerdem ist der Zeitabfall in der Verdünnungsreihe etwas größer und besonders ausgeprägt bei maximalem Zeitabfall, der ebenfalls bei 1:32 liegt. Die Schwankungen, die bei den verschiedenen Rückenmarksflüssigkeiten vorkommen, sind etwas größer und betragen maximal 1 Dyn, was nicht verwunderlich ist, da durch die geringe Eiweißmenge das ganze System in seiner Stabilität herabgesetzt wird. Belastungsversuche mit Natrium-Oleat ergeben, daß der zisternale Liquor 5 mal weniger Natrium-Oleat abzupuffern vermag als der lumbale. Daher ist auch die Oberflächenaktivität des zisternalen Liquors verhältnismäßig hoch, da wenig Kräfte abgepuffert werden.

Der blutige Liquor zeigte ebenfalls Veränderungen der Spannung. Die Kurven sind nicht deutbar und auch diagnostisch nicht verwertbar. Er zeigt eine erheblich höhere Stabilität des ganzen Systems, was besagt, daß bei einer Belastung eine größere Menge eines oberflächenaktiven Stoffes zugegeben werden muß, um eine meßbare Erhöhung der Aktivität zu erzielen. Die gemessenen Werte schwanken in weiten Grenzen je nach der Menge der Blutbeimengungen.

Einer besonderen Besprechung bedarf der Liquor von Moribunden. Es handelt sich um Patienten, die in völlig bewußtlosem Zustand zur Aufnahme in die Klinik kommen und bei denen eine Diagnose nicht ohne weiteres möglich ist, bei vielen von ihnen stellt sich dann eine frische Apoplexie heraus, und aus diagnostischen und therapeutischen Gründen mußte verhältnismäßig häufig punktiert werden. Diese Rückenmarksflüssigkeiten zeigen im zisternalen Liquor zum Teil Werte, die der Grundkrankheit entsprechen, während ein anderer Teil sehr starke Veränderungen in der Kurve zeigt, und zwar in dem Sinne, daß eine starke Zunahme der Spannung feststellbar ist. Diese Fälle enden regelmäßig letal, so daß diese Erscheinung diagnostisch in der Praxis einer großen Klinik gut verwertbar ist.

Der zisternale Liquor bei den verschiedenen Formen und Arten der Meningitis unterscheidet sich so gut wie gar nicht von dem lumbalen. Es ist ohne weiteres möglich, aus dem Verlauf der Kurve die Diagnose abzulesen. Die außerordentliche Empfindlichkeit der Methode gegenüber meningitischer Veränderungen ist auch zisternal festzustellen.

Auffallend ist zunächst, daß auch luische Erkrankungen des Zentralnervensystems verhältnismäßig geringe Unterschiede zeigen. Besonders bei der Paralyse ist der zisternale vom lumbalen kaum zu trennen. Ebenso deckt sich der Eintritt des Wasserwerts und die Befunde in der monomolekularen Schicht. Wichtig ist noch, daß auch die vorhandenen Eiweißvermehrungen mengenmäßig lumbal wie zisternal fast gleich sind.

Grundlegend andere Ergebnisse zeigt die Arteriosklerose. Es wurde eine größere Reihe des zisternalen Liquors von Arteriosklerose untersucht und stets gefunden, daß dieser gegenüber des lumbalen erheblich oberflächenaktiver ist. Der statische Ausgangswert im unverdünnten Liquor liegt unter 60 Dyn, während er lumbal 61,5 beträgt. Der maximale Zeitabfall tritt zwar bei derselben Verdünnung (1:16) ein, beträgt aber immer 6—7 Dyn. Häufig wird auch schon bei 1:64 der Wasserwert erreicht. Stets ist aber der Zeitabfall kleiner in dieser Verdünnung als beim lumbalen. Nicht selten wird bei den lumbalen Untersuchungen eine leichte Eiweißvermehrung gefunden, die zisternal nicht vorhanden ist. Bei den Fällen mit einer Eiweißvermehrung im lumbalen Liquor besteht stets eine sehr erhebliche Oberflächenaktivität des zisternalen. Man könnte daran denken, daß die Liquorveränderungen von denen des Serums abhängen, da nachzuweisen ist, daß die Arteriosklerose geringe, aber nicht regelmäßige Veränderungen im Serum bedingt. Nach Parallelbeobachtungen in Tierversuchen ist es jedoch nicht wahrscheinlich, daß solche geringfügigen Veränderungen im Serum Verschiebungen der Oberflächenaktivität im Liquor hervorrufen können.

Wie zu erwarten, waren die Unterschiede zwischen den lumbalen und zisternalen Rückenmarksflüssigkeiten bei der Hypertension ohne Arteriosklerose nicht so wesentlich. Oben wurde schon betont, daß bei der Hypertension regelmäßig leichte Eiweißvermehrungen im lumbalen Liquor gefunden werden. Diese Vermehrung ist in der Regel auch im zisternalen Liquor vorhanden, daher sind größere Verschiebungen der Spannungskurve auch gar nicht zu erwarten. Die Zunahme des Eiweißgehaltes von der Zisterne zum Lumbalsack ist im Gegensatz zu den Arterisoklerosen nur gering und die Oberflächenaktivität der Zisterne nicht wesentlich vermehrt.

Schwieriger und unübersichtlicher werden die Verhältnisse beim Hirntumor. Die Untersuchungen ergeben, daß im Ventrikelliquor eine Oberflächenaktivität kaum nachzuweisen ist, während zisternal die Oberflächenaktivität sehr hoch ist und lumbal, namentlich beim Typ 1 der Kurven, durch die Erhöhung der Eiweißmengen wieder erniedrigt ist. Dagegen zeigen die Tumoren des Typ 2 keine wesentlichen Unterschiede zwischen zisternal und lumbal. Die Spannungskurven sind kaum unterscheidbar.

Die Carcinome im Körper sind im zisternalen Liquorbild etwa im selben Maße wie im lumbalen nachzuweisen. Zeigt also der lumbale eine Erniedrigung der Spannung im unverdünnten Liquor, so war diese ungefähr in derselben Höhe im zisternalen vorhanden.

*Überblickt man die so gewonnenen Ergebnisse* und versucht, sie nach den eingangs gewonnenen Erkenntnissen zu deuten, so zeigt sich zunächst einmal, daß der Liquor naturgemäß wenig capillaraktive Stoffe enthält. Nimmt man den normalen Liquor als Standardkurve, so ergibt sich für den meningitischen Liquor lediglich die Erkenntnis, daß die oberflächenaktiven Bestandteile derartig vermehrt sind, daß der Wasserwert bei 1:1054 nicht eintreten kann. Die Erniedrigung des Ausgangswertes läßt auf eine verstärkte Lipoidwirkung schließen, während die geringe Höhe und der ausgesprochen gedämpfte Verlauf, der relativ geringe maximale Zeitabfall, verbunden mit dem verzögerten Eintritt des Wasserwertes, besonders einer Eiweißwirkung zuzuschreiben ist.

Sind die Resultate bei der Meningitis infolge der übermäßig starken pathologischen Veränderung relativ gering und unübersichtlich, so werden die Verhältnisse grundlegend anders, wenn wir die übrigen Erkrankungen des Zentralnervensystems untersuchen, bei denen die Ausgangslösungen, also der Liquor selbst, nicht derartig stark vom Normalen unterschieden sind. So ergibt sich bei der Paralyse zwanglos, daß bei ihr die Eiweißfraktionen deminierend wirken, während die Wirkung der Lipoide weitgehend abgepuffert ist und damit in den Hintergrund tritt. Da weiterhin der Zeitabfall nach der Seite der höheren Verdünnungen verschoben ist, eine Verschiebung des Eintrittes des Wasserwertes jedoch nicht vorhanden ist, muß eine vorwiegende Globulinwirkung angenommene werden, was mit den gemachten Feststellungen über das Liquorsyndrom bei der Paralyse in völliger Übereinstimmung steht.

Ähnliche Erscheinungen bietet die Lues cerebrospinalis und Tabes dorsalis. Nur tritt bei ihnen die Eiweißwirkung merklich zurück, so daß die Lipoidwirkung deutlicher zum Ausdruck kommen kann. Dies ist daraus zu ersehen, daß die Ausgangswerte niedriger sind als bei der Paralyse. Die Globulinwirkung ist jedoch immer noch so stark, daß sich die Lipoide nur in den Ausgangslösungen bemerkbar machen können, während beim maximalen Zeitabfall, der ebenfalls in einer höheren Verdünnung als beim Normalen eintritt, das Globulin dominierend wirkt. Käme den Lipoiden diese Wirkung zu, so wäre zu erwarten, daß der maximale Zeitabfall schon bei einer geringeren Verdünnung auftreten müßte, also gewissermaßen eine Linksverschiebung der Kurve eintritt. Dies ist nicht der Fall. Es zeigt sich nur ein größerer maximaler Zeitabfall, was damit erklärt werden kann, daß die Globulinwirkung gegenüber der Paralyse nicht ganz so stark ist und damit die abpuffernde Wirkung geringer. Auch diese Feststellungen stehen mit den gemachten Beobachtungen über den luischen Liquor in keinem Gegensatz.

Am interessantesten liegen die Verhältnisse bei der Arteriosklerose. Wie schon gesagt, trifft man bei den arteriosklerotischen Veränderungen der Hirngefäße einen früheren Eintritt des Zeitabfalles an, was nur damit erklärt werden kann, daß die Lipoidwirkung überwiegt. Die Eiweißwerte halten sich im Bereich des Normalen oder etwas darunter. Daher ist die Ausgangsspannung nicht wesentlich verändert, darauf kommt die überwiegende Lipoidwirkung mit der Verschiebung des maximalen Zeitabfalls, während der Wasserwert bei 1:256 eintritt, was ebenfalls besagt, daß die Eiweißwirkung ganz in den Hintergrund tritt. Dieser Befund ist derartig typisch für die Arteriosklerose, daß eine diagnostische Auswertung praktisch ohne weiteres möglich ist. Erwartungsgemäß müssen daher die Befunde bei der Hypertension von der Arteriosklerose unterscheidbar sein. Tatsächlich ergibt sich, daß bei dieser höhere Eiweißwerte vorkommen, und daß daher die Ausgangsspannung höher liegt und der Wasserwert später erreicht wird. Es muß sich aber auch eine relative Lipoidvermehrung einstellen, die sich lediglich in einer Erhöhung des Zeitabfalles bemerkbar macht.

Die Hirntumoren und ihre Kurven unterliegen denselben Gesetzen. Läßt sich eine Eiweißvermehrung nachweisen, so ist der Ausgangswert höher, der Wasserwert tritt später ein und der maximale Zeitabfall ist relativ klein. Er tritt aber bei allen Tumoren dieser Art in der normalen Verdünnung ein. Damit zeigt sich also ein absolutes Dominieren der Eiweißwirkung. Nebenbei handelt es sich in der Regel um Tumoren, die mit dem Liquor in direkter Beziehung stehen, es ist der Typ 1 unserer Kurve. Läßt sich keine Eiweißvermehrung nachweisen, so tritt absolut sicher eine Senkung des Anfangswertes ein, während der Wasserwert früher erreicht wird. Der maximale Zeitabfall ist meist verschoben, so daß außer mit der verstärkten Lipoidwirkung einer Verstärkung der Globulinwirkung zu rechnen ist. Die Art dieser Tumoren ergibt den Typ 2 unserer Kurve. Es sind dies stets Tumoren, die mit dem Liquor nicht in direkter Verbindung stehen. Häufig kann im Verlauf der Erkrankung ein Umschlag von einem Typ zum anderen beobachtet werden.

Die Erklärung der zisternalen Befunde fügt sich zwanglos in den Rahmen ein. Sämtliche Erkrankungen, bei denen gegenüber des Lumballiquors keine größeren Eiweißunterschiede zu finden sind, zeigen einen ähnlichen Kurvenverlauf. Kommt es zu einer Zunahme der Eiweißkörper im Lumballiquor, so ist auch eine entsprechende Spannungsverschiebung nachzuweisen. Besonders auffällig sind die Verhältnisse beim normalen Liquor und bei der Arteriosklerose.

Nach dem Gesagten hat es den Anschein, als ob lediglich die Eiweiße die Spannung beeinflussen, dem ist aber sicher nicht so, wie schon oben festgestellt werden konnte. Die Eiweiße sind lediglich relativ schnell und leicht bestimmbar und daher in größerem Maßstab untersucht. Die Untersuchung der Spannung kann also nach den gemachten Feststellungen keine Auskunft über das mengenmäßige Vorkommen einzelner Substanzen geben. Sie erlaubt aber, festzustellen, ob gegenüber dem Normalliquor die stattfindenden Veränderungen auf einem Dominieren der Eiweißkörper oder der Lipoiden beruht, wobei es noch möglich ist, die Albumin- und Globulinwirkung voneinander zu trennen.

Aus dem Gesagten geht weiter einwandfrei hervor, daß eine alleinige Untersuchung des Liquors ohne Verdünnungsreihen keinerlei Aussagen erlaubt, daß jedoch die Bestimmungen in Verdünnungsreihen für einzelne Erkrankungen des Zentralnervensystems typische Kurven ergeben, die diagnostisch verwertbar sind.

Die weitere Frage, ob dieser Feststellung eine physiologische Bedeutung zukommt, kann erst später beleuchtet werden, da Schlüsse erst möglich sind, wenn das Serum und seine pathologischen Verschiebungen mit dem Liquor verglichen werden können.

## 12. Die Oberflächenspannung des Serums.

Die Untersuchung des Liquors und die gewonnenen Ergebnisse lassen erwarten, daß auch im Serum Veränderungen bei einzelnen Krankheiten gefunden werden können. Es ist jedoch von vornherein klar, daß bei der komplizierten Zusammensetzung des Serums die Verhältnisse sehr viel schwieriger und undurchsichtiger sein werden.

**Das normale Serum.** Bevor auf die Spannung des Normalserums eingegangen werden kann, müssen noch einige methodische Vorbemerkungen gemacht werden, die besonders beim Serum von maßgeblicher Bedeutung sind. Es läßt sich nämlich zeigen, daß die schon früher aufgestellte Forderung, die messende Flüssigkeit niemals von der Oberfläche abzunehmen, besonders beim Serum berücksichtigt werden muß. Das Serum von der Oberfläche genommen zeigt ganz andere Werte als bei Entnahme aus der Tiefe. Ganz besonders kommt diese Einwirkung zur Geltung, wenn in Verdünnungsreihen gemessen wird. Nach langwierigen Vorversuchen ergibt folgende Arbeitsweise die besten Resultate: Es werden stets 15 ccm Blut in ein steriles Rest-N-Röhrchen entnommen und das Blut $^1/_2$ Stunde zentrifugiert. Die Zentrifuge muß alle Voraussetzungen, wie sie schon beim Liquor erörtert wurden, erfüllen. Auf die Einwirkung der Temperatur wurde schon oben hingewiesen. Von dem so gewonnenen Serum werden dann 3 ccm entnommen und weiterverarbeitet. Auf diese Weise können Doppelbestimmungen ausgeführt werden, die auch in Verdünnungsreihen weitgehende Übereinstimmung zeigen. Wird dieser Untersuchungsgang nicht eingehalten, so werden die Streuungswerte derartig groß, daß Vergleichswerte nicht zu bekommen sind.

**Tagesschwankung.** Wenn es auch nicht wahrscheinlich ist, daß größere Tagesschwankungen ohne größere Belastung, wie Mahlzeiten oder Anstrengungen, zu erwarten sind, wurde der Frage nachgegangen, vor allen Dingen auch darum, weil die Angaben in der Literatur so sehr wechselnd sind. Viele dieser Widersprüche erklären sich daraus, daß die Spannung nicht nüchtern gemessen wurde und die Art der Mahlzeiten keine Berücksichtigung fand. Lediglich BECKMANN berichtet von Untersuchungen an nüchternen Menschen. Er konnte keine Veränderungen der Spannung finden. Diese Untersuchungen wurden nun von uns nochmals an 10 Personen durchgeführt, und zwar so, daß abends die letzte Mahlzeit eingenommen wurde und morgens um 8 Uhr das erste Blut zur Untersuchung entnommen wurde. Dann wurde die Entnahme 2 stündlich bis 14 Uhr durchgeführt. Es ergaben sich dabei Spannungswerte, die selbst in Verdünnungsreihen kaum merklich schwankten.

Über Spannungsunterschiede während des Tages bei Einnahme von Mahlzeiten sind von vielen Autoren Untersuchungen angestellt worden. Viele sind stalagmometrisch gemessen und deshalb weniger aufschlußreich. BUGLIA lehnt eine Änderung der Spannung ab. Im Gegensatz dazu konnten MORGAN und WOODWARD die Beeinflussung der Spannung durch die Nahrung wahrscheinlich machen, während wiederum Kisch und Remertz angeben, daß die Spannung des normalen menschlichen Blutes eine konstante Größe sei. Ähnliche Feststellungen machen Adlersberg und Singer. Beckmann machte seine bekannten Spannungsuntersuchungen an normalen Menschen und konnte Schwankungen feststellen, die er mit den eingenommenen Mahlzeiten in Beziehung brachte. Seine Resultate sind insofern nicht einheitlich, da er einmal Erhöhungen und einmal Erniedrigungen feststellen konnte. Dieses wechselnde Verhalten ist nach den Angaben von Beckmann von der Art der Nahrung unabhängig. Er stellt fest, daß gewisse Menschen nach jeder Nahrungsaufnahme mit einer Erhöhung der Spannung antworten, andere wiederum mit einer Erniedrigung. Die Art der Reaktion bleibt nach Beckmann bei denselben Menschen immer dieselbe.

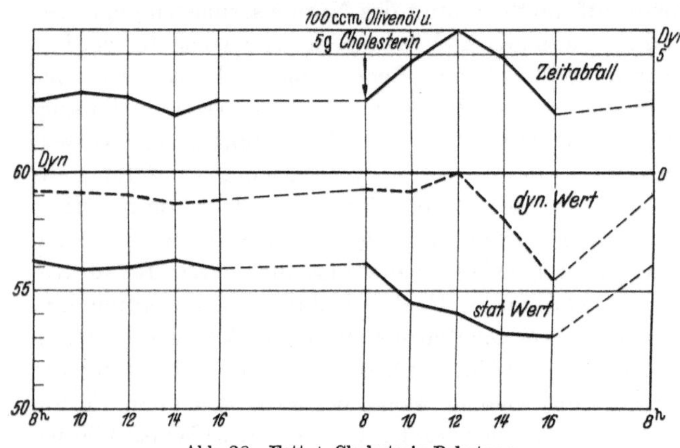


Abb. 38. Fett + Cholesterin-Belastung.

Diese Ansicht konnte nach vorliegenden Untersuchungen nicht bestätigt werden, es zeigt sich, daß normale Mahlzeiten, die nicht allzu fettreich sind, kaum einen Einfluß auf die Spannung haben, die Änderungen sind noch geringer, als sie von Beckmann festgestellt wurden. Ebenso kann bei Vergleichspersonen, die entsprechend lange Zeit gleichmäßig vorbereitet wurden, kein besonderer Unterschied gefunden werden. So wurde bei normalen gesunden Menschen, die 3 Tage eiweißfrei in derselben Weise wie zur Vorbereitung der Stoffwechseluntersuchung ernährt wurden, ein völlig gleichsinniges Verhalten der Spannung beobachtet. Die Schwankungen sind jedoch im ganzen recht gering. Ebenso zeigt vorzugsweise Ernährung mit Eiweißen keine Spannungsänderung, die über die Fehlergrenze hinausgeht. Dagegen bekommt man bei Belastung von 100 ccm Olivenöl + 5 g Cholesterin vorstehende Spannungskurve.

Aus den Untersuchungen ist zu ersehen, daß im allgemeinen die Spannung eine weitgehend feststehende Größe ist, und daß es schon extremer Belastung von seiten des Magens und Darmes bedarf, bis Schwankungen feststellbar sind. Trotzdem ist zu raten, daß das Blut möglichst nüchtern untersucht wird.

Die nachfolgenden Serumuntersuchungen wurden an Seren von Menschen oder Tieren gemacht, die 12 Stunden nüchtern waren. (Bei Tieren ist manchmal längeres Fasten nötig.)

**Alter und Geschlecht.** Die Veränderungen, die durch das Geschlecht bedingt sein sollen, wurden häufig untersucht, aber die angewandten Methoden erlauben Vergleiche oder Schlüsse kaum. Die älteste Literaturangabe stammt von Kisch und Remertz, die einen Einfluß des Geschlechts, stalagmometrisch gemessen, ablehnen. Zunz und Alexander fanden keine verwertbaren Unterschiede zwischen Mann und Frau, sie bestimmten jedoch die Spannung nur dynamisch.

Eine weitere Angabe stammt von TADOKORO, der eine Abweichung der Geschlechter bestreitet. Ebenso uneinheitlich sind die Beziehungen zwischen Alter und Spannung. Während KISCH und REMERTZ jede Abhängigkeit bestreiten, sind es namentlich SAITSCHENKO und TOMANEK, die ein Absinken mit dem Alter feststellen. Die Unterschiede sind jedoch gering, und da SAITSCHENKO die mittlere Abweichung vom Mittelwert nicht angibt, nicht sicher zu verwerten. TOMANEK kommt ebenfalls zu keinem einheitlichen Resultat. SAUER findet in seinen ausgedehnten Untersuchungen über die Oberflächenspannung keine Altersunterschiede. MERTENS und BLUMENTHAL lehnen eine Beziehung zwischen der Oberflächenspannung und dem Alter ab.

In einer zusammenfassenden Arbeit über die Oberflächenspannung von HĚRTÇIK kommt dieser zu dem Schluß, daß eine Änderung der Oberflächenspannung mit dem Alter durchaus wahrscheinlich ist, da das Alter mit irreversiblen Veränderungen der Körperkolloide verbunden sei. Er weist dabei auf die engen Beziehungen, die zwischen Oberflächenspannung und Viscosität bestehen, hin. In letzter Zeit hat auch KÖTTGEN im Rahmen von Untersuchungen über altersphysiologische Vorgänge feststellen können, daß die Viscosität des Serums im Alter sinkt. Die Auswertungen von 412 Normalfällen ergibt folgende Werte:

Tabelle 11.

| Alter | Zahl der Fälle | Männer | Zahl der Fälle | Frauen |
|---|---|---|---|---|
| 15—20 | 5 | 58,5—56,0  (2,5) | 4 | 58,1—56,0  (2,1) |
| 20—30 | 17 | 59,0—56,4  (2,6) | 31 | 59,4—56,5  (2,9) |
| 30—40 | 43 | 59,3—56,3  (3,0) | 34 | 59,4—56,4  (3,0) |
| 40—50 | 41 | 59,0—56,0  (3,0) | 45 | 59,3—56,4  (2,9) |
| 50—60 | 65 | 59,3—56,1  (3,2) | 48 | 58,9—55,9  (3,0) |
| 60—70 | 46 | 60,4—56,7  (3,7) | 22 | 59,3—56,1  (3,2) |
| 70—80 | 12 | 59,5—55,6  (3,9) | 7 | 59,0—56,0  (3,0) |

Daraus ist ersichtlich, daß einheitliche Werte nur im Alter von 20—60 Jahren zu finden sind, im Alter unter 20 Jahren sind Abweichungen von der Norm beschrieben, ohne daß Gründe hierfür angegeben wurden. Im Alter über 60 Jahre sind praktisch keine Fälle ohne Arteriosklerose zu finden, so daß sie strenggenommen als Normalfälle ausscheiden müssen. Betrachtet man die Ergebnisse der Untersuchungen zwischen dem 20. und 60. Lebensjahre im einzelnen, so ergibt sich zunächst bei den Männern eine ganz geringe Zunahme mit dem Alter, wenigstens bei den statischen Werten, die dynamischen gehen jedoch nicht parallel zu den statischen, im Gegenteil, sie nähern sich eher etwas mehr dem Wasserwert, so daß der Zeitabfall ziemlich regelmäßig zunimmt. Die Zunahme des statischen Wertes dagegen ist keineswegs regelmäßig und so gering, daß er nicht über die Fehlergrenze hinausgeht. Bei den Frauen zeigen sich noch größere Unregelmäßigkeiten, eine sichere Tendenz nach oben ließ sich nicht heraus-

Tabelle 12. Gesamtzahl der Normalfälle.

| Alter | Zahl der Fälle | Oberflächenspannung |
|---|---|---|
| 15—20 | 9 | 58,3—56,0  (2,3) |
| 20—30 | 48 | 59,2—56,4  (2,8) |
| 30—40 | 77 | 59,4—56,3  (3,1) |
| 40—50 | 86 | 59,1—56,2  (2,95) |
| 50—60 | 113 | 59,2—56,0  (3,2) |
| 60—70 | 68 | 59,9—56,4  (3,5) |
| 70—80 | 19 | 59,2—55,8  (3,4) |

lesen, eine Zunahme des Zeitabfalles tritt ebenfalls nicht ein, sondern er schwankt in sehr engen Grenzen. Zieht man jedoch die Untersuchungsergebnisse im Jugend- und Greisenalter noch als Normalfälle mit in Betracht, so findet sich allerdings bei den Männern in den extremen Lebensaltern eine sehr deutliche Zunahme des Zeitabfalls, das gleiche gilt auch bei den Frauen, nur sind die Abweichungen im Greisenalter nicht so ausgesprochen.

Bei der Gesamtbewertung ergibt sich, daß ein gewisses, wenn auch nicht regelmäßiges Ansteigen des Zeitabfalles nachzuweisen ist, während die Zunahme des statischen Wertes nicht regelmäßig ist. Es muß abgelehnt werden, etwaige diagnostische oder theoretische Schlüsse aus diesen Werten zu ziehen.

Nach Berücksichtigung aller besprochenen Faktoren und physiologischen Änderungen ergeben sich für die normale Oberflächenspannung des Serums nebenstehende Werte.

Es handelt sich hierbei um Durchschnittswerte von 82 Menschen im Alter von 20—30 Jahren. Die Schwankungsbreite betrug bei Parallelbestimmungen $\pm 0{,}25$ Dyn, in der molekularen Schicht $\pm 0{,}6$ Dyn.

Tabelle 13.

| | Dynamischer Wert | Statischer Wert | Zeitabfall |
|---|---|---|---|
| Serum | 59,2 | 56,2 | 3,0 |
| $10^{-1}$ | 62,7 | 58,2 | 4,5 |
| $10^{-2}$ | 66,7 | 60,3 | 6,4 |
| $10^{-3}$ | 70,4 | 62,5 | 7,9 |
| $10^{-4}$ | 74,0 | 64,8 | 9,2 |
| $10^{-5}$ | 74,0 | 67,9 | 6,1 |
| $10^{-6}$ | 74,0 | 70,4 | 3,6 |
| $10^{-7}$ | 74,0 | 74,0 | 0 |

BRINKMANN gibt als Durchschnittszahl der normalen statischen Oberflächenspannung 55—57 Dyn an und SAUER 57,48. Beide geben keine mittleren Fehler an, so daß die Schwankungsbreiten nicht beurteilt werden können. Außerdem führt SAUER keine scharfe Trennung zwischen Normalserum und Serum von leicht erkrankten Menschen durch. Die Untersuchungen von SAUER wurden auch nicht an frischen Seren durchgeführt.

**Senkungsgeschwindigkeit und Oberflächenspannung.** In einer großen Anzahl von Arbeiten wurde die Frage der Abhängigkeit der Oberflächenspannung von der Senkungsgeschwindigkeit untersucht. Nach GABBE und SIMCHOWITZ besteht jedoch eine gewisse Einigkeit, daß eine solche nicht besteht, wenigstens ist sie mit den angewandten Methoden, die die Spannung an der Grenze Serum: Luft messen, nicht vorhanden. Damit ist jedoch noch nicht gesagt, daß eine solche Abhängigkeit an der Grenzfläche Erythrocyten: Serum nicht doch besteht. Es wurde daher der Umweg eingeschlagen, durch Belastung des Serums mit oberflächenaktiven Stoffen die Spannung derselben zu ändern, und dann die Senkungsgeschwindigkeit der Erythrocyten gemessen. KRÜGER, PINES und JOFFE haben sich viel mit diesem Problem beschäftigt, kommen aber nicht zu einheitlichen Resultaten, was wohl darauf beruht, daß sie viel zu geringe Mengen des oberflächenaktiven Stoffes verwandt haben, der dann völlig von den Serummolekülen adsorbiert wird.

Bestimmungen am nativen Serum, die in Beziehung zu der Senkungsbeschleunigung gebracht wurden, ergaben, daß die Werte der dynamischen und statischen, Spannung bei den einzelnen Senkungsgeschwindigkeiten derartig schwanken, daß eine Abhängigkeit beider voneinander abzulehnen ist. Es kann nur gesagt werden, daß bei hochgradiger Beschleunigung der Senkung der maximale Zeitabfall in der Mehrzahl der Fälle schon bei einer Verdünnung von $10^{-3}$ eintritt.

**Das pathologische Serum.** Das Studium der Literatur ergibt, daß schon viele derartige Untersuchungen angestellt worden sind, daß aber gegen die Untersuchungen allerlei Einwände gemacht werden müssen. Häufig war die Problemstellung sehr einseitig, so wurden entweder nur Vergleichsuntersuchungen zwischen normalen Seren und Carcinomseren gemacht, z. B. von BAUER, SOLOWIEV, RABINER oder zwischen normalen und syphilitischen Seren (SAUER und ZUNZ). Eine Besprechung anderer Krankheiten wird stets nur zusammenfassend gegeben.

Es macht sich nun eine gewisse Einteilung nötig, die natürlich mehr oder weniger willkürlich sein muß. Um jedoch eine gewisse Übersichtlichkeit zu erreichen, mußte eine derartige Unterteilung stattfinden. Im ganzen wurden im Laufe der Jahre mehrere 1000 Seren untersucht und die Werte in den Verdünnungsreihen bis $10^{-7}$ bestimmt. Die folgenden Zahlen haben die Spannungswerte des nativen Serums, den Wert des maximalen Zeitabfalls und den Verdünnungsgrad seines Auftretens sowie den Wert bei $10^{-7}$. Wurde bei $10^{-7}$ der Wasserwert nicht erreicht, so ist der statische und dynamische Wert angegeben. Die Spannungswerte der dazwischenliegenden Verdünnungen ergeben sich mit annähernder Genauigkeit durch eine gerade Verbindungslinie.

**Entzündliche Erkrankungen.** Ausgedehnte Untersuchungen, die sich zum Teil über mehrere 100 Fälle erstrecken, ergeben mit großer Übereinstimmung der einzelnen Erkrankungen folgende Werte:

*Anginen und Grippen*
Serum    59,5—56,9 (2,6);    $10^{-4}$   74,0—65,1 (8,9);    $10^{-7}$   74,0—74,0

*Gastroenteritis*
Serum    59,0—57,0 (2,);0    $10^{-4}$   73,5—67,0 (6,5);    $10^{-7}$   74,0—74,0

*Arthritis gonorrhoica*
Serum    60,0—57,5 (2,5);    $10^{-4}$   74,0—67,0 (7,0;    $10^{-7}$   74,0—74,0

*Parametritis*
Serum    62,0—57,5 (4,5);    $10^{-4}$   73,0—65,0 (8,0);    $10^{-7}$   74,0—74,0

*Lymphadenitis*
Serum    59,5—56,2 (3,3);    $10^{-4}$   73,7—64,5 (9,2);    $10^{-7}$   74,0—71,5 (2,5)

*Erysipel*
Serum    61,0—57,0 (4,0);    $10^{-4}$   72,0—63,0 (9,0);    $10^{-7}$   74,0—68,0 (6,0)

*Cystopyelitis (leicht und chronisch)*
Serum    58,0—56,0 (2,0);    $10^{-5}$   74,0—60,5 (13,5);    $10^{-7}$   74,0—72,5 (1,5)
       (schwer und frisch) starke Senkungsbeschleunigung
Serum    59,6—55,7 (3,9);    $10^{-3}$   72,6—64,6 (8,0);    $10^{-7}$   meist 74,0

*Meningitis (frisch)*
Serum    58,3—55,4 (2,9);    $10^{-3}$   72,6—64,6 (8,0);    $10^{-7}$   74,0—74,0
       (nach 40 Tagen Senkungsbeschleunigung nur noch gering, objektive Krankheitssymptome nicht nachzuweisen)
Serum    61,0—57,5 (2,5);    $10^{-5}$   74,0—67,0 (7,0);    $10^{-7}$   74,0—73,5 (1,5)

*Gelenkrheumatismus (schwer und akut)*
Serum    58,7—55,0 (3,7);    $10^{-3}$   72,6—65,6 (7,0);
       in etwa $^1/_3$ der Fälle Wasserwert bei $10^{-6}$, der Rest bei $10^{-7}$
       (schwer chronisch.)
Serum    58,0—56,0 (2,0);    $10^{-4}$   74,0—67,0 (7,0);
       in etwa der Hälfte der Fälle Wasserwert bei $10^{-5}$, die andere Hälfte erst bei $10^{-8}$.
       (chronisch) keine wesentliche Senkungsbeschleunigung mehr, jedoch deformierende Prozesse
Serum    58,5—56,5 (2,0);    $10^{-5}$   74,0—60,5 (13,5);
       $^1/_3$ der Fälle Wasserwert bei $10^{-7}$, $^2/_3$ bei $10^{-8}$.

*Lungenentzündungen (sehr schwer)*

| | | | | | | |
|---|---|---|---|---|---|---|
| Serum | 55,2—53,2 (2,0); | $10^{-3}$ | 73,5—64,3 (9,2); | $10^{-7}$ | 74,0—74,0 | |
| | (schwer) | | | | | |
| Serum | 55,5—53,0 (2,5); | $10^{-4}$ | 74,0—64,0 (10,0); | $10^{-7}$ | 74,0—73,5 (0,5) | |
| | (mittelschwer) | | | | | |
| Serum | 56,0—54,5 (1,5); | $10^{-4}$ | 74,0—66,0 (8,0); | $10^{-7}$ | 74,0—74,0 | |
| | (abklingend) | | | | | |
| Serum | 60,0—57,0 (3,0); | $10^{-4}$ | 74,0—64,7 (9,3); | | | |

Wasserwert bei etwa der Hälfte der Fälle bei $10^{-7}$, Rest bei $10^{-8}$ (20—40 Tage nach Pneumonie)

| | | | | | | |
|---|---|---|---|---|---|---|
| Serum | 62,3—58,3 (4,0); | $^2/_3\,10^{-4}$ | 74,0—68,0 (6,0); | $^1/_3\,10^{-5}$ | 74,0—67,5 (6,5) | |

Wasserwert stets bei $10^{-7}$.

Die Pneumonien zeigen also regelmäßig eine deutliche Erniedrigung des Spannungswertes im unverdünnten Serum. Da auch schon der dynamische Wert erniedrigt ist, bleibt der Zeitabfall klein. Die Stärke der Erniedrigung geht mit der Schwere der Pneumonien parallel. Außerdem zeigen die Werte des maximalen Zeitabfalles Zahlen, die an der oberen Grenze der Norm liegen, meist sogar etwas größer sind. Der Eintritt des maximalen Zeitabfalles bei $10^{-3}$ ist abhängig von der Schwere der Pneumonie. Frische Pneumonien zeigen in der Regel einen Eintritt bei $10^{-3}$, dauert die Pneumonie etwas länger, so verlagert sich der Zeitabfall wiederum auf $10^{-4}$, ja sogar bis $10^{-5}$, und entsprechend dazu kann es zu einem verspäteten Eintritt des Wasserwertes kommen. Besonders bei abklingenden Pneumonien und Zuständen nach Pneumonie ist ein verspäteter Eintritt des Wasserwertes fast regelmäßig zu finden.

**Die Tuberkulose.** Es ergibt sich nun die interessante Frage, wie sich die Lungentuberkulosen verhalten. Die Spannungswerte wurden schon von Sauer gemessen und festgestellt, daß die Spannung je nach dem Grad der Erkrankung erniedrigt ist und sich bei Besserung der Norm nähert. Aus vorliegenden Untersuchungen geht hervor, daß akut auftretende und schnell fortschreitende Tuberkulosen eine deutlich erniedrigte Spannung haben, daß aber bei Fällen, die in einem relativ stationären Zustand sind und in diesem lange verbleiben, die Werte nicht wesentlich von der Norm verschieden sind.

| | | | | | | |
|---|---|---|---|---|---|---|
| Serum | 59,3  56,3 (3,0) | $10^{-4}$ | 74,0—65,0 (9,0) | $10^{-7}$ | 74,0—74,0 | |
| | (schnell fortschreitend) | | | | | |
| Serum | 57,8—55,4 (2,4); | $10^{-3}$ | 73,2—64,3 (8,9); | $10^{-7}$ | 74,0—74,0 | |
| | (chronisch) | | | | | |
| Serum | 59,8—57,3 (2,5); | $10^{-4}$ | 73,6—66,9 (6,7); | $10^{-7}$ | 74,0—74,0 | |
| oder | 59,6—56,7 (2,9); | $10^{-5}$ | 74,0—66,2 (7,8); | $10^{-7}$ | 74,0—72,1 (1,9) | |

Überprüft man die Untersuchungsergebnisse bei den entzündlichen Krankheiten insgesamt, so ergeben sich zunächst etwas widersprechende Werte. Die leichteren Erkrankungen zeigen eine geringe Erhöhung der Spannung im Serum, ohne daß im Verlauf der Verdünnungsreihe besondere Verschiebungen auftreten. Betrachtet man die schweren Erkrankungen, besonders die Pneumonien oder den Gelenkrheumatismus, die mit einer starken Senkungsbeschleunigung einhergehen, so läßt sich übereinstimmend feststellen, daß zunächst einmal eine deutliche Senkung der Oberflächenspannung im Serumwert auftritt. Außerdem ist festzustellen, daß der maximale Zeitabfall schon bei einer früheren Verdünnung, also bei $10^{-3}$ erreicht wird. Der Wasserwert tritt häufig, jedoch nicht regelmäßig früher ein. Wird der Verlauf der Erkrankung weiter verfolgt, so kann gezeigt werden, daß der statische Ausgangswert langsam in die Höhe geht, und im Verein damit rückt der Zeitabfall von $10^{-3}$ nach $10^{-4}$ und kann sogar erst bei $10^{-5}$ erreicht werden, und mit ihm zusammen rückt der Eintritt des Wasserwertes in eine höhere Verdünnung. Kommt es nicht zur Ausbildung eines chronischen Stadiums, so nähern sich die Werte wieder dem normalen. Es muß aber bemerkt werden, daß die Veränderungen im Serum verhältnismäßig lange nachzuweisen sind und andere Zeichen der durchgemachten Erkrankung zuletzt vermißt werden. Bei den leichteren Erkrankungen, wie Grippen und Anginen gelingt es nicht, ein Stadium der Spannungssenkung nachzuweisen, sondern es werden stets sofort die Werte mit der höheren statischen Ausgangsspannung gefunden. Nach oben gemachten Feststellungen muß angenommen werden, daß im akuten Stadium bei schweren akuten Krankheiten die Eiweißwirkung zunächst gegenüber der Lipoidwirkung weitgehend in den Hintergrund tritt, aber schon nach wenigen Tagen kommt die Eiweißwirkung mehr und mehr zum Vorschein, und bei chronischen Formen sind die Eiweiße dominierend wirksam, so daß es sogar zu einer Verschiebung des maximalen Zeitabfalles und des Wasserwertes kommt. Bei postinfektiösen Zuständen ist dieser Serumbefund stets zu erheben. Er ist aber vorübergehend, überdauert jedoch sämtliche Krankheitserscheinungen.

Bei den Tuberkulosen stehen die gefundenen Werte in völliger Übereinstimmung mit denen der entzündlichen Erkrankungen. Sie widersprechen aber auch den Befunden von SAUER nicht. Auch er kommt zu dem Schluß, daß ein Stillstand oder zum mindesten eine Besserung des klinischen Befundes mit einer Erhöhung der Spannung einhergeht. Die Spannung zeigt sich hierbei als feines Reagens für die Reaktionslage, in der sich der Körper befindet. Sowie klinisch eine Änderung des Befundes eintritt, und zwar besonders im Sinne einer exsudativen Form, kommt es zu einer Senkung der Spannung, verbunden mit einer Linksverlagerung des maximalen Zeitabfalles, zeitweise auch des Wasserwertes. Handelt es sich um gutartige Formen, die in viel langsamerer Weise fortschreiten, so daß sämtliche stürmische Symptome fehlen und es klinisch höchstens zu einer leichten Senkungsbeschleunigung oder einer Monocytose kommt, tritt gerade das Gegenteil ein. Die Werte gehen in die Höhe und über die Normalwerte hinaus. Der maximale Zeitabfall rückt nach rechts. In der Mitte stehen Formen, bei denen in der Zeit der Spannungsmessungen keine Progression nachzuweisen ist. Diese zeigen auch in der Spannung fast normale Werte. Zu ganz ähnlichen Ergebnissen kommen in jüngster Zeit SCHMENGLER und FERENBACH. In Anlehnung an die von TOMINAGA gemachten Feststellungen erklären sie die Änderung der Spannung des Blutserums bei der Tuberkulose als eine Funktion der Eiweißabbauprodukte. Es ist sicher richtig, daß die Erhöhung der Spannung Eiweißwirkung ist. Es ist aber abzulehnen, daß die Erniedrigung der Spannung lediglich mit der Wirkung vom Eiweißspaltprodukt erklärt werden kann. Nach den obenstehenden Untersuchungen ist mit Sicherheit anzunehmen, daß dabei die Lipoide eine dominierende Rolle spielen. Warum es zu dieser Lipoidwirkung kommt, ist heute noch keineswegs geklärt. Die gemachten Feststellungen decken sich aber auch weitgehend mit den Untersuchungsbefunden, die auf rein chemischem Wege in bezug auf die Lipoide gemacht worden sind.

**Leber- und Gallenwegserkrankungen.** Untersuchungen der Tension im Serum von Leberkrankheiten wurden schon verschiedentlich durchgeführt, und es ergab sich ziemlich übereinstimmend, daß die Krankheiten eine Erniedrigung bedingen. Es wird aber von allen Autoren, die sich damit beschäftigt haben, angenommen, daß die Tatsache der Erniedrigung eine Festlegung der Leberschädigung im einzelnen nicht zuläßt. Adlersberg und Singer nehmen an, daß die Senkung von dem Grad der Leberschädigung abhängig ist. Nicholls stellt eine Parallelität zwischen der Höhe des Bilirubinspiegels im Serum und der Stärke der Spannungsänderung fest. Neuerdings wurde eine Abhängigkeit des Gallensäuregehaltes im Blut und der Erniedrigung der Spannung von Kaunitz und Kent angenommen. Die Übereinstimmung mit dem Bilirubingehalt ließ sich weitgehend bestätigen. Es fanden sich folgende Werte:

*Starker Ikterus* (Bilirubin über 3,5 mg%)
Serum      59,0—55,6 (3,4);      $10^{-4}$   72,7—64,0 (8,7);      $10^{-7}$   74,0—74,0

*Mäßiger Ikterus* (Bilirubin etwas über 1 mg%)
Serum      58,5—56,0 (2,0);      $10^{-4}$   73,6—64,7 (8,9);      $10^{-7}$   74,0—74,0

Kaunitz und Kent wollen die Oberflächenspannungsänderungen, im speziellen Fall der Senkung, in direkte Beziehung mit der im Serum vorhandenen Menge von Gallensäure setzen. Vergleicht man jedoch die Werte mit denen, die bei schweren entzündlichen Erkrankungen gefunden werden, so kann festgestellt werden, daß alle im selben Bereich liegen, ohne daß es bei den entzündlichen Erkrankungen zu feststellbaren Bilirubinänderungen oder Änderungen des Gallensäurespiegels gekommen wäre. Daher muß es abgelehnt werden, daß Rückschlüsse auf die Gallensäure möglich sind.

Die Lebercirrhosen ergeben ziemlich übereinstimmend folgende Werte:

Serum      60,0—55,7 (4,3);      $10^{-4}$   72,7—64,0 (8,7);      $10^{-7}$   74,0—74,0

Es kommt also zu einer meßbaren Erniedrigung der Spannung, ohne daß besondere Veränderungen in Verdünnungsreihen zu finden sind.

**Herzleiden.** Die Herzleiden zeigen allgemein eine Spannungskurve, die nicht wesentlich von der des normalen Serums abweicht. Lediglich bei Zuständen nach Myokardinfarkt, die kurz nach Auftreten des Infarktes untersucht worden sind, ist eine merkliche Erhöhung des maximalen Zeitabfalles vorhanden. Bei den dekompensierten Fällen kommt es regelmäßig zu einer Verschiebung des maximalen Zeitabfalles, so daß dieser erst bei $10^{-5}$ eintritt, außerdem wird der Wasserwert bei $10^{-7}$ nicht erreicht.

**Magenkrankheiten.** Die Resultate bei Magenkrankheiten, besonders bei Gastritis oder Ulcus, sind nicht ganz einheitlich. Alle zeigen fast denselben Wert im unverdünnten Serum. Eine Gruppe hat dann einen maximalen Zeitabfall, der schon bei $10^{-3}$ eintritt, relativ klein ist und einen Wasserwert bei $10^{-7}$ hat. Bei einer anderen Gruppe tritt der maximale Zeitabfall erst bei $10^{-4}$ ein, er ist größer als beim Normalserum. Der Wasserwert bei $10^{-7}$ wird nie erreicht. Der klinische Befund ist im allgemeinen derselbe, bei der zweiten Gruppe ist die Senkung der Erythrocyten stets normal, während bei der ersten Gruppe immer eine gewisse Beschleunigung der Senkung nachzuweisen ist.

**Diabetes.** Die Werte für den Diabetes sind ungemein typisch, wenn mittelschwere, unkomplizierte Fälle zur Untersuchung genommen werden. Das Bild ändert sich jedoch sofort, wenn geringe, für den klinischen Verlauf an sich belanglose Komplikationen nachzuweisen sind. Es ist vor allem darauf zu achten, daß keine Cystitis oder ähnliche häufige Nebenerkrankungen des Diabetes bestehen. Handelt es sich um komplikationslose Fälle, so ergeben sich folgende Werte:

Serum    63,0—57,5 (5,5);        $10^{-3}$ 73,0—65,0 (8,0);        $10^{-5}$ 74,0—74,0

Damit kommt es statisch zu einer Erhöhung des Ausgangswertes, zu einer Linksverschiebung des Zeitabfalles und zu einem sehr frühen Eintritt des Wasserwertes. Die Deutung kann dabei nur ergeben, daß eine allgemeine Abnahme der oberflächenaktiven Substanzen stattfinden muß, und daß als resultierend wirkendes Agens das Globulin maßgebend beteiligt ist.

**Nephrose.** In gewisser Beziehung ähnlich verhalten sich die Nephrosen, bei ihnen ist nur im statischen Ausgangswert die Lipoidwirkung noch deutlich, während in den Verdünnungsreihen die Eiweißkörper mehr und mehr in den Vordergrund rücken. Die Werte sind:

Serum    56,5—55,0 (1,5);        $10^{-4}$ 74,0—62,5 (1,5);        $10^{-6}$ 74,0—74,0

**Nephritis.** Die Nephritis zeigt wenig typische Werte, so daß sie in leichteren Fällen von den normalen Serumkurven nicht unterscheidbar ist. Kommt es zu höheren N-Retentionen, also zu präurämischen oder urämischen Zustandsbildern, so ist der statische Wert des Serums kaum vom Normalen unterscheidbar, der dynamische Wert ist jedoch höher, so daß der Zeitabfall größer wird. Diese Tendenz ist auch in den Verdünnungsreihen feststellbar, so daß der Zeitabfall im allgemeinen sehr groß ist. Der Wasserwert wird bei $10^{-7}$ nicht erreicht.

**Organische Nervenleiden.** Die Untersuchungen von organischen Nervenkrankheiten ergeben ein ziemlich wechselvolles Bild bei Schwankungen, die sich eng um den Normalwert bewegen. In der Literatur sind nur Angaben von SAUER vorhanden, der annimmt, daß sich bei Geisteskrankheiten Änderungen feststellen lassen, die theoretische Schlüsse erlauben. Unsere Werte zeigen kaum Unterschiede zum normalen, so daß wir keine Schlüsse weder in diagnostischer noch in theoretischer Richtung ziehen können. Wir müssen aber hinzufügen, daß Untersuchungen von Schizophrenien fehlen, da diese Erkrankungen in unserer Klinik nicht zur Aufnahme kommen.

**Vagotonie.** Interessant sind die Untersuchungsergebnisse bei der Vagotonie. Man kann je nach der Schwere des Falles ein langsames Verschieben des maximalen Zeitabfalles nach der Seite der höheren Verdünnung und damit vereint einen späteren Eintritt des Wasserwertes nicht ganz selten finden. Dagegen ändern sich die Ausgangswerte kaum. Kommt es zu einer Senkung desselben, die allerdings im allgemeinen gering ist, so sind die Verschiebungen in der Verdünnungsreihe im Gegensatz dazu sehr gering. Im folgenden sind die Werte angegeben, die das Gesagte illustrieren sollen:

*Vagotonie* (schwer)
Serum    57,9—55,8 (2,1);        $10^{-5}$ 74,0—65,4 (8,6);        $10^{-7}$ 74,0—72,2 (1,8)
         (mittelschwer)
Serum    58,0—55,4 (2,6);        $10^{-4}$ 74,0—63,2 (10,8);       $10^{-7}$ 74,0—73,0 (1,0)
         (leicht)
Serum    57,4—55,6 (1,8);        $10^{-4}$ 74,0—64,0 (10,0);       $10^{-7}$ 74,0—74,0

Die gefundenen Werte müssen so erklärt werden, daß bei der Vagotonie eine erhöhte Aktivität der Lipoide und Eiweiße stattfindet, und daß je nach der Schwere des Falles die Eiweißwirkung immer mehr überwiegt. Diese Befunde

stehen im Einklang mit den nephelometrischen Bestimmungen des Eiweißgehaltes der Vagotonikerseren. Eine Erklärung dieses Verhaltens ist heute
noch nicht sicher möglich.

**Luische Erkrankungen.** Mit der Änderung der Oberflächenspannung in verschiedenen Stadien und Formen der Lues beschäftigt sich schon eine ganze
Reihe von Autoren. Die Angaben sind widersprechend wie die angewandten
Methoden. Die ältesten stammen wohl von Morgan und Woodwards, die eine
modifizierte Form der Meiostagminreaktion anwandten und einen hohen Prozentsatz feststellten, bei dem eine Senkung der Spannung bei klinisch festgestellter
Syphilis nachzuweisen war. Kisch und Remertz stellten dagegen kürzere Zeit
danach fest, daß wenigstens bei den Formen der tertiären Lues die Tension
praktisch unverändert sei. Zunz und La Barre, die eine größere Anzahl von
Fällen untersuchten, fanden, daß die Spannung in unbehandelten Fällen merklich
sinke. Bei den nervösen Formen sei die Senkung jedoch bedeutend weniger
ausgeprägt. Ziemlich übereinstimmend wird von allen Autoren ein Zusammenhang zwischen dem Grad der Oberflächenspannungsänderung und dem Ausfall
der Wassermannschen Reaktion abgelehnt. 1931 wurde von Sauer eine größere
Anzahl von Seren untersucht und ihre Änderung bei positiver Wassermannscher
Reaktion näher besprochen. Sichere Abweichungen von der Norm konnte Sauer
jedoch nicht feststellen. Es muß aber bemerkt werden, daß es sich hierbei um
Seren handelte, die nicht frisch untersucht worden sind. Vergleichsuntersuchungen
mit frischen Seren fehlen ebenfalls. Vorliegende Untersuchungsergebnisse ver-
mögen immerhin theoretisch einige Aufschlüsse zu geben und weichen gegenüber den bis jetzt gemachten Feststellungen erheblich ab.

Tabelle 14.

|  | Progr. Paralyse | Lues cerebrospinalis | Tabes dorsalis | Tabes dors. serumneg. |
|---|---|---|---|---|
| Serum | 59,1—55,4 (3,7) | 58,9—56,3 (2,6) | 60,1—56,2 (3,9) | 60,1—56,2 (3,9) |
| $10^{-4}$ | 71,0—60,7 (10,3) | 73,6—64,3 (9,3) | 74,0—64,9 (9,1) | 74,0—65,0 (9,0) |
| $10^{-7}$ | 74,0—71,0 (3,0) | 73,3—70,5 (2,8) | 74,0—70,8 (3,2) | 74,0—74,0 |

Es ergibt sich die interessante Tatsache, daß die Gefäßlues, die Paralyse
und die Tabes dorsalis untereinander verschiedene Resultate zeigen. Während
die seronegative Tabes dorsalis sich praktisch im Serum nicht mehr vom Normalserum unterscheidet, zeigt die seropositive in der Regel eine Senkung bei der
Verdünnung $10^{-7}$. Die Paralyse ergibt eine deutliche Erniedrigung der Spannung,
der Wasserwert bei $10^{-7}$ wird nie erreicht. Im Gegenteil, bei dieser Verdünnung
sind noch ziemlich viele oberflächliche Stoffe vorhanden, ebenso ist es bei der
Gefäßlues. Die Verhältnisse werden sofort übersichtlicher, wenn eine Einteilung
nach dem Grad des Ausfalles der Wassermannschen Reaktion erfolgt.

Tabelle 15.

| Zahl der Fälle | Diagnose | Serum | $10^{-2}$ | $10^{-4}$ | $10^{-5}$ | $10^{-6}$ | $10^{-7}$ |
|---|---|---|---|---|---|---|---|
| 28 | WaR. ++++ | 58,5—55,6 (2,9) |  | 73,5—65,0 (8,5) |  |  | 74,0—71,6 (2,4) |
| 6 | „ +++ | 58,0—56,0 (2,0) |  | 73,5—64,5 (9,0) |  |  | 74,0—73,0 (1,0) |
| 9 | „ ++ | 58,5—56,4 (2,1) |  | 73,5—65,0 (8,5) |  |  | 74,0—70,0 (4,0) |
| 12 | „ + | 59,5—56,4 (3,1) |  | 74,0—65,3 (8,7) |  |  | 74,0—73,0 (1,0) |
| 24 | „ — | 59,8—56,1 (3,7) | Liquor + | 73,8—65,2 (8,6) |  |  | 74,0—74,0 (—) |
| 12 | „ — | 60,4—56,6 (3,8) | Liquor — | 74,0—65,1 (8,9) |  |  | 74,0—74,0 (—) |

Daraus ergibt sich klar, daß je nach der Stärke des Ausfalles der Reaktion die Spannung abfällt. Je geringer der Ausfall der WASSERMANNschen Reaktion, desto geringer ist die Erniedrigung sowie die Menge der Stoffe, die noch bei einer Verdünnung von $10^{-7}$ vorhanden sind. Es kann also mit Sicherheit behauptet werden, daß die Menge der oberflächenaktiven Stoffe in direkter Beziehung mit dem Ausfall der WASSERMANNschen Reaktion steht.

**Arteriosklerose und Hypertension.** In der Literatur sind Angaben über Spannungsmessungen bei der Arteriosklerose und Hypentension nicht zu finden. Aus diesem Grunde soll der Vollständigkeit halber auf diese Erkrankungen kurz eingegangen werden. Die Resultate sind sehr wechselnd, so daß eine Auswertung oder Deutung auf erhebliche Schwierigkeiten stößt. Die Untersuchungen haben jedoch insofern ein besonderes Interesse, als im Liquor typische Veränderungen nachzuweisen sind. Es ist daher die Möglichkeit gegeben, daß Beziehungen zwischen Serumbefund und Liquorbefund bestehen. Die Erwartungen haben sich nicht bestätigt. Die Untersuchungen im Serum erstrecken sich zunächst auf Apoplexien beider Ätiologien. Die Seren wurden 1—2 Tage nach den Insulten untersucht. Regelmäßige Veränderungen im Ablauf des Krankheitsgeschehens konnten nicht gefunden werden. Direkt nach dem apoplektischen Insult treten jedoch ganz wesentliche Spannungssenkungen auf, die sich aber innerhalb von 24 Stunden wieder verlieren.

Die Auswertung von mehreren 100 Fällen ergibt im allgemeinen folgendes Bild: Schwere, allgemeine Arteriosklerosen haben meist einen erheblich erhöhten statischen Ausgangswert mit relativ großem Zeitabfall. Der maximale Zeitabfall tritt bei diesen Formen in der Regel verfrüht bei $10^{-3}$ auf. Der Eintritt des Wasserwertes liegt bei $10^{-7}$. Je geringer der organische Befund, desto geringer die Erhöhung. Bei der Hypertension sind die Verhältnisse genau umgekehrt. Die Spannung ist in leichten Fällen erniedrigt und sinkt mit der Schwere, das Verhalten mit der Verdünnungsreihe ist gleichsinnig, tritt also mit der Schwere des Krankheitsbildes im maximalen Zeitabfall und Eintritt des Wasserwertes in höhere Verdünnungen.

Die Erklärung der Befunde ist bei der Hypertension einfach und klar, bei der Arteriosklerose nicht ohne weiteres möglich. Wahrscheinlich ist es bei ihr so, daß Eiweißkörper und Lipoide vermehrt wirksam sind, die Eiweißkörper jedoch relativ stärker als die Lipoide.

**Anämien.** Den Anämien schenkten auch einige Autoren Beachtung, so vor allem ADLERSBERG und in neuerer Zeit GAVRILOV und DYMSCHITZ. Die Angaben der Autoren widersprechen sich. ADLERSBERG fand im allgemeinen Werte, die dem Wasserwert näher lagen wie sonst bei keiner anderen Erkrankung, und spricht die Vermutung aus, daß diese Befunde mit dem niedrigen Cholesteringehalt in Zusammenhang zu bringen sind. Die perniziöse Anämie ergibt folgende Werte:

Serum  60,2—58,8 (1,4);  $10^{-4}$  71,5—60,5 (11,0);  $10^{-7}$  74,0—74,0

also eine meßbare Erhöhung bei großem maximalem Zeitabfall und Wasserwert bei $10^{-7}$. Die sekundären Anämien zeigen folgende Werte:

Serum  60,5—57,5 (3,0);  $10^{-3}$  73,0—65,0 (8,0);  $10^{-7}$  74,0—74,0

demnach eine leichte Erhöhung des Serumwertes und eine Verschiebung des maximalen Zeitabfalles nach der geringeren Verdünnung, ungefähr der hiernach auftretenden Senkungsbeschleunigung entsprechend. Es handelt sich durchweg um starke Blutverluste, bei denen das Hämoglobin zwischen 25 und 40 % betrug. Die Untersuchungen wurden regelmäßig 15—20 Stunden nach dem Unfall angestellt.

**Neoplasmen.** Zum Schlusse der Untersuchungsreihen bleiben noch die Befunde bei den Neoplasmen anzuführen und zu besprechen. Wie schon früher angegeben, sind bei Messungen an einem größeren Material im Liquor Verschiebungen der Spannungen zu finden. Diese Befunde wurden auch schon von Roffo und Degiorgi erhoben. Die Autoren nehmen auf Grund einschlägiger Untersuchungen an, daß die Spannungsänderungen mit Änderung des Cholesterinspiegels im Liquor zusammenhängen. Nach den Untersuchungen im Liquor muß angenommen werden, daß die Lokalisation des Krebses ohne Einfluß auf die Veränderung der Spannung ist. Es ist naheliegend, zu überprüfen, ob im Serum ebenfalls Spannungsänderungen nachzuweisen sind. Dabei bleibt die Lokalisation des Tumors unberücksichtigt, da eine Klassifikation nach einzelnen Organen nicht möglich ist.

Das Studium der Literatur ergibt, daß eine gewisse Einigkeit darüber besteht, daß das Vorliegen eines Krebses eine Erniedrigung der Spannung bedingt. Zu den Arbeiten regte vor allen Dingen die Meiostagminreaktion von Ascoli und Izar an. Sie läßt mit hoher Wahrscheinlichkeit vermuten, daß beim Krebswachstum Änderungen der Oberflächeneigenschaften der Körpersäfte auftreten, und zwar ist ziemlich sicher, daß die Adsorptionsfähigkeit des Serums gegenüber oberflächenaktiven Stoffen verkleinert ist, so daß bei Zugabe von derartigen Stoffen in gewisser Menge eine Erhöhung der Spannung eintritt, während das Normalserum die gleiche Menge noch kompensieren kann.

Im unbelasteten Serum wurden in neuerer Zeit namentlich von Solowiev, Louros und Gaessler sowie von Rabiner, ebenso von Guttmann und Frühauf und besonders von Sauer und Bauer derartige Messungen durchgeführt und zum Teil weitgehende theoretische und praktische Schlüsse aus den Befunden gezogen. Fast alle der erhobenen Befunde haben jedoch denselben Mangel, und zwar den, daß sie nur Vergleichswerte zu normalen Seren angeben, während die Änderungen, die durch andere Krankheiten bedingt sein können, so gut wie unerwähnt bleiben.

Die Ansicht, daß die Oberflächenspannung und das Krebswachstum in einer gewissen Beziehung zueinander stehen, fand eine Unterstützung darin, daß tatsächlich Geschwulstextrakte im Gegensatz zu Extrakten vom umgebenden normalen Gewebe mit ziemlicher Regelmäßigkeit ebenfalls eine deutliche Erniedrigung der Spannung zeigen, wie dies vor allen Dingen von Kagan festgestellt wurde. Dazu kommen noch die Feststellungen von Bauer und Lasnitzki, die von Chochlov bestätigt wurden, daß eine gewisse Abhängigkeit besteht zwischen der Tension von gesunden Organextrakten und der Häufigkeit des Auftretens von Metastasen, d. h. je weiter der Spannungswert vom Wasserwert der einzelnen Extrakte entfernt ist, desto häufiger sind Metastasen in diesem Organ zu finden. Diese Befunde blieben nicht unwidersprochen, und vor allen Dingen Hercik kommt zu grundsätzlichen anderen Resultaten, ebenso übt Mertens an dieser Auffassung scharfe Kritik. Die Resultate, die wir finden konnten, bringen wir im folgenden und lassen zugleich die Ergebnisse folgen, die durch Röntgen- und Radiumbestrahlungen oder operative Eingriffe gefunden werden:

## Tabelle 16. Neoplasmen.

| Diagnose | Serum | | $10^{-3}$ | $10^{-4}$ | $10^{-5}$ | $10^{-7}$ |
|---|---|---|---|---|---|---|
| Ca. unbehandelt | 58,1—54,8 (3,3) | schwere Allgemeinerscheinungen | 73,0—64,2 (8,8) | | | 74,0—74,0 |
| ,,      ,, | 58,4—55,2 (3,2) | ohne besondere Allgemeinerscheinungen | | 73,5—63,8 (9,7) | | 74,0—72,2[1] (1,8) 74,0—73,0[2] (1,0) |
| Ca. nach Röntgenbestrahlung | 60,0—57,0 (3,0) | unter 1000 r | | 74,0—65,0 (9,0) | | 74,0—74,0 |
| Ca. nach Röntgenbestrahlung | 58,7—55,9 (2,8) | über 1000 r | | 73,5—64,4 (9,1) | | 74,0—74,0 |
| Sarkom . . . . | 57,5—54,0 (3,5) | 3000 r | 71,0—61,0 (10,0) | | | 74,0—74,0 |
| Ca. + Rö. . . | 58,0—55,5 (2,5) | über 3000 r starke Kachexie | | | 74,0—65,0 (9,0) | 74,0—66,0 (8,0) |
| Ca. + Radium | 58,0—56,0 (2,0) | mäßige Dosen | | 74,0—63,7 (10,3) | | 74,0—74,0 |
| Ca. + Radium | 57,0—56,0 (1,0) | starke Kachexie | | 72,5—61,0 (11,5) | | 74,0—69,0 (5,0) |
| Ca. + Radium + Rö. | 57,0—56,2 (0,8) | hohe Dosen | | 73,5—60,8 (12,7) | | 74,0—70,0 (4,0) |
| Ca. nach Operation | 58,0—56,5 (1,5) | 8 Tage danach | | 74,0—65,0 (9,0) | | 74,0—74,0 |
| Ca. nach Operation | 58,0—55,0 (3,0) | 21 ,,      ,, | | 74,0—67,0 (7,0) | | 74,0—74,0 |
| Ca. nach Operation | 58,0—56,5 (1,5) | 40 ,,      ,, | | 74,0—65,0 (9,0) | | 74,0—74,0 |
| Ca. nach Operaration | 58,0—56,5 (1,5) | 60 ,,      ,, | | 74,0—67,0 (7,0) | | 74,0—74,0 |

[1] Ungefähr die Hälfte.    [2] Ungefähr die andere Hälfte.

Es zeigt sich also, daß bei unbehandelten Carcinomen, bei denen schwere Allgemeinerscheinungen wie Kachexie und starke Senkungsbeschleunigungen nicht vorhanden waren, die Tension mit sehr großer Regelmäßigkeit erniedrigt ist. Schwankungen über den angegebenen Wert von 0,25 Dyn kommen überhaupt nicht vor. Es handelt sich um Papillome des Magens, Cancroide und ähnliche Erkrankungen, die nach operativen Entfernungen einwandfreien Carcinomcharakter zeigten, beginnende Bronchialcarcinome, Prostatatumoren ohne Metastasen und andere mehr. In sämtlichen Fällen wird bei $10^{-7}$ der Wasserwert nicht erreicht.

Bei einem anderen Teil der Fälle war die Tension deutlicher erniedrigt, aber auch eine entsprechende Beschleunigung der Senkung sowie ein früherer Eintritt des maximalen Zeitabfalls nachzuweisen. Dabei waren immer Metastasen vorhanden. Es dürfte sich hierbei also um Veränderungen im Serum handeln, die an sich nicht nur mit dem Carcinom in Zusammenhang zu bringen sind, besonders die Anämie und Kachexie.

Interessant waren noch die Fälle nach Bestrahlung. Bei leichteren Fällen, bei denen ein gewisser Dauererfolg zu erzielen war, so daß im Laufe eines Jahres eine Verschlechterung oder das Auftreten von Metastasen nicht zu beobachten war, nähert sich die Spannung nach Applikation der vorgesehenen Dosis den Normalwerten, zum Teil schießen sie sogar über die Normalwerte hinaus. Die übrigen Fälle sind in ihrer Tension ziemlich fixiert. Ein Erfolg der Bestrahlung oder Radiumbehandlung ist klinisch nicht zu beobachten, im Gegenteil, die Verschlechterung des Allgemeinzustandes schreitet unaufhaltsam fort. Es handelt sich hierbei durchweg um schwere Fälle, was schon aus den hohen Applikationsdosen der Röntgenstrahlen, die teilweise mit Radium kombiniert gegeben wurden, hervorgeht.

Bei den Fällen, die operativ angegangen wurden, muß das Ergebnis von vornherein einseitig sein, da natürlich nur solche ohne Metastasen und geringem Lokalbefund operiert wurden. Es kommt nach anfänglichen Schwankungen zu einer sicheren Erhöhung der Spannung, die Wochen anhält, um sich dann der Norm zu nähern. Bei rezidivfreien Fällen ist der Spannungswert über Jahre normal.

**Gravidität.** Es müssen noch die Befunde bei der Gravidität besprochen werden. Bei komplikationslosen Fällen ergaben sich folgende Werte:

Tabelle 16a.

| Diagnose | Serum | $10^{-4}$ | $10^{-7}$ |
|---|---|---|---|
| Mens V. . . . . . . . . . . . . . . | 58,5—56,5 (2,0) | 71,5—62,5 (9,0) | 74,0—74,0 |
| Mens VI. bis zur Geburt . . . . . . | 59,5—55,0 (4,5) | 74,0—66,8 (7,2) | 74,0—74,0 |
| 1—5—8 Tage nach der Geburt. . . . | 59,5—54,4 (5,0) | 74,0—66,8 (7,2) | 74,0—74,0 |

Es kann also festgestellt werden, daß während der Gravidität eine allmähliche Erniedrigung der Spannung, die mit der Dauer der Gravidität gleichmäßig abnimmt, vorhanden ist. Auffallend ist, daß bei allen Graviden der Wasserwert bei $10^{-7}$ erreicht wird. Es sind schon viele Vergleiche zwischen Carcinom und Gravidität gemacht worden und weitgehende theoretische Schlüsse gezogen worden. Wir müssen jedoch als maßgeblichen Unterschied nach unseren Untersuchungen feststellen, daß beim Carcinomkranken der Wasserwert bei $10^{-7}$ nicht erreicht wird, während dies bei der Gravidität stets der Fall ist. Aus diesem Grunde muß angenommen werden, daß die Veränderungen der Zusammensetzung des Serums und der Lipoid- und Eiweißkörperwirkung eine grundlegend andere ist. Interessant ist noch die Tatsache, daß nach der Geburt eine weitere Erniedrigung der Spannung stattfindet, die sich erst im Verlauf von mehreren Wochen wieder ausgleicht.

Überblickt man die Resultate, so ist es erstaunlich, wie gering die Schwankungen sind, die die entgegengesetzten Krankheiten bewirken. Es ist so, daß die Spannung bis wenige Stunden vor dem Tode immer aufrechterhalten wird. Es handelt sich eben bei dem zähen Festhalten an der Oberflächenspannung um einen lebenswichtigen Zustand. Wenige Dyn über den Mittelwert hinaus bedeuten den Tod, was experimentell leicht beweisbar ist. Es ist also nach genauen Messungen selbst in Verdünnungsreihen nicht möglich, sichere praktische Konsequenzen oder diagnostische Schlüsse zu ziehen. Um so interessanter sind die theoretischen Folgerungen, die gemacht werden konnten und die zum Teil neu und überraschend sind.

Betrachtet man zunächst einmal die entzündlichen Erkrankungen, so muß als neu angesehen werden, daß alle schweren und akut einsetzenden Erkrankungen, die also den Körper gewissermaßen aus voller Gesundheit heraus überfallen, zunächst ein Überwiegen der Lipoidwirkung bedingen. Vielleicht kommt dieser physikalische Zustand dadurch zustande, daß die Eiweißkörper als gute Adsorbenzien anderweitig gebunden werden. Aus den Untersuchungen kann jedoch auch weiter geschlossen werden, daß die Lipoide an sich ebenfalls vermehrt sind. Erst nach einer gewissen Anlaufzeit kommt es zu einer erhöhten Eiweißwirkung, die dann, wie bei all diesen biologischen Reaktionen, überschießend ist. Dabei ist in der Spannung bei allen schweren, akuten Erkrankungen kein grundsätzlicher Unterschied zu finden. Setzt die Erkrankung nicht so überraschend und akut ein, so wird in der Spannung das Überwiegen der Lipoidwirkung nie festgestellt, vielmehr macht sich sofort eine stärkere Eiweißkörperwirkung bemerkbar. Dabei muß dahingestellt bleiben, welche Eiweißfraktionen im einzelnen vorwiegend wirksam sind. Wir können an Hand unserer Untersuchungen lediglich wahrscheinlich machen, daß in einem Fall die Albuminfraktion und im anderen die Globuline praktisch überwiegen. Aus Materialmangel konnten jedoch die Albumosen und Peptone in ihrer Wirksamkeit nicht geprüft werden. Es ist aber zu erwarten, daß durch Untersuchung dieser Eiweißkörper die Wirkung noch genauer festgelegt werden kann.

Nachfolgende Untersuchungen des belasteten Serums ergeben einen grundsätzlichen Unterschied zwischen entzündlichen Erkrankungen und Neoplasmen. Aus diesem Grund sollen sie auch hier gegenübergestellt werden. Der kardinale Gegensatz ist ohne weiteres einzusehen. Bei den Neoplasmen findet sich je nach Schwere stets eine Lipoid- und Eiweißvermehrung, wobei die Eiweißwirkung dominierend ist, und zwar dürfte es vorwiegend die Albuminfraktion sein, während eine stärkere Globulinwirkung nicht augenscheinlich ist. Sicher ist, daß die Lipoidwirkung ebenfalls erhöht sein muß, sonst könnte es nicht zu einer Senkung der Ausgangsspannung kommen, sondern sie müßte durch die vermehrte Eiweißwirkung, die sich in der Verdünnungsreihe einwandfrei ergibt, abgepuffert werden. Wir werden später noch sehen, daß bei experimenteller Erzeugung von Carcinomen der Übergang vom entzündlichen Stadium zum Carcinom in der Spannung festgestellt werden kann, was sicher mit der Art der Erzeugung in Zusammenhang steht. Die Befunde sind daher nicht ohne weiteres mit den menschlichen Spontantumoren zu vergleichen.

Die anderen Erkrankungen stehen dazwischen, die einzelnen Spannungswerte sind vom eben erfaßten Zustand stark abhängig, bewegen sich aber in den Grenzen der obigen Erkrankungen, lassen aber keine diagnostischen Schlüsse zu. Die Veränderungen der Spannungswerte in den Verdünnungsreihen sind jedoch theoretisch sehr aufschlußreich. So sind z. B. die Ergebnisse bei der Vagotonie zum Teil neu und in ihrer Ursache noch nicht ohne weiteres erklärbar.

Aus diesem Grunde war es natürlich, den Vorgängen weiter nachzugehen. Es ist offensichtlich, daß die geringen Schwankungen nur dadurch erklärt werden können, daß das Serum in der Lage ist, große mengenmäßige Verschiebungen von oberflächenaktiven Stoffen durch absorbierende Substanzen abzupuffern. Damit kommt man zwangsläufig zu der Frage: Ist es möglich, festzustellen, ob sich die Pufferungstätigkeit eines Serums geändert hat? Damit wäre die

Fragestellung die: Wieviel kann ein normales Serum einer bekannten oberflächenaktiven Substanz mengenmäßig abpuffern, und anders ausgedrückt, wieviel
oberflächenaktive Substanz muß mengenmäßig zugegeben werden, um das
Normalserum eben aus seinem Gleichgewicht zu bringen, d. h. wann ist die
Grenze der Abpufferungsfähigkeit erreicht, und was für Konsequenzen können
daraus im Vergleich zum pathologischen Serum gezogen werden?

Diese Gedankengänge sind nicht neu, sie sind schon von Du Nouy und
Ascoli gepflogen worden, und jeder von beiden hat auf seine Art die Folgerung
gezogen. Ascoli nahm immer dieselbe Ausgangskonzentration des Serums, er
benutzte außerdem die Tropfenmethode, die schon aus methodischen Gründen
nur beschränkte Schlüsse zulassen kann. Du Nouy belastete Serum mit verschiedenen Mengen von Natrium-Oleat und wechselte außerdem noch die Serum-
konzentration, ohne für beide Standardkonzentrationen anzunehmen. Die
Resultate waren daher sehr unübersichtlich und schlecht verwertbar. Als einzige
Konsequenz ergibt sich aus seinen Untersuchungen, daß je höher die Verdünnung
des Serums, desto leichter und mit geringeren Konzentrationen von Natrium-
Oleat der Spannungswert geändert werden kann. Aus den Untersuchungen geht
aber so viel hervor, daß es von kardinaler Wichtigkeit ist, wie das Verhältnis
Serum zu Natrium-Oleat gewählt wird, und daß es möglich ist, durch gewisse
Änderungen in der Verdünnung maximale Ausschläge zu bekommen. Der ideale
Zustand wäre der, eine Konzentration zu finden, in dem die Unterschiede zwischen
Normalserum und pathologisch verändertem Serum am größten sind. Die weiteren
Untersuchungen, die nun angeführt werden, wurden alle von diesem Gesichts-
punkt aus gemacht und ergeben in folgendem, daß es sogar nötig ist, bei ver-
schiedenen pathologischen Zuständen verschiedene Wege einzuschlagen. Es sollen
aber nur die hauptsächlichsten und aussichtsreichsten Untersuchungen gebracht
und über die Resultate berichtet werden.

## 13. Die Pufferungsfähigkeit des Serums.

In Verfolgung obenstehender Überlegungen wurden die verschiedensten Eingriffe am Serum vorgenommen, um auf diese Weise etwaigen latenten Veränderungen in der kolloidalen Struktur des Serums nahezukommen. Zunächst
versuchten wir, durch Ultrafiltration des Serums übersichtlichere Verhältnisse
zu erlangen. Der Gedanke lag nahe, da es im Liquor, der bis zu einem gewissen
Grade ein Ultrafiltrat des Serums darstellt, in weitgehendem Maße gelungen ist,
für verschiedene Krankheiten typische Verlaufsformen der Oberflächenspannung
in Verdünnungsreihen zu erhalten.

Die Vermutung, durch die Ultrafiltration zu ähnlichen Ergebnissen zu kommen,
ließ sich nicht bestätigen. Die Versuche scheiterten daran, daß es nicht gelang,
Filtrate zu bekommen, die in ihrer Oberflächenaktivität vergleichbar gewesen
wären. Kontrolluntersuchungen mit denselben Seren zeigten auch bei Verwendung von frischen Filtern weitgehende Schwankungen der Werte. Das kann
nur damit erklärt werden, daß die Filter in ihrer Durchlässigkeit für oberflächenaktive Stoffe nicht völlig gleichwertig sind, obwohl natürlich dasselbe Fabrikat
und dieselbe Versuchsanordnung gewählt wurden. Es kann daher nur gesagt
werden, daß das Ultrafiltrat Werte der Oberflächenspannung zeigt, die beim
selben Serum schon in weiten Grenzen schwankt. Ferner zeigt die Herstellung

von Verdünnungsreihen, daß die Oberflächenaktivität bald den Wasserwert erreicht. Es handelt sich also um stark capillaraktive Stoffe in verhältnismäßig geringer Konzentration, die ohne die abpuffernde Wirkung der großen Moleküle (Eiweiße), die abfiltriert wurden, sehr stark zur Wirkung kommen. Folgende Werte mögen das Gesagte illustrieren.

Einen ebensolchen Mißerfolg ergab die Enteiweißung des Serums. Es wurde zum Enteiweißen Trichloressigsäure benutzt. Auch nach der Enteiweißung waren noch oberflächenaktive Stoffe nachzuweisen. Messungen in Verdünnungsreihen zeigten jedoch keinen typischen Verlauf, obwohl die Werte relativ gut vergleichbar und reproduzierbar waren. Es bleibt also nichts anderes übrig, als die im Prinzip schon öfters angewandte Methode der Serumbelastung zu gebrauchen. Es wurde nun nochmals die Originalbelastung von Ascoli mit dem Tensiometer nachgeprüft und gefunden, daß ein Unterschied gegenüber dem Normalserum nicht vorhanden ist. Es erschien aber nach dem oben Gesagten nicht unwahrscheinlich, daß durch eine rein mengenmäßig veränderte Belastung auch mit dem Tensiometer Unterschiede zu erzielen wären, die evtl. diagnostisch verwertbar gemacht werden könnten, da ja von Ascoli selbst zugegeben werden muß, daß die tensiometrische Messung der stalagmometrischen an Empfindlichkeit überlegen ist.

Die Untersuchungen gingen nun von drei Hauptgrundsätzen aus, die dann methodisch verfolgt wurden.

1. Belastung eines Serums mit einem bekannten oberflächenaktiven Stoff und Aufstellung einer Zeitkurve. Das native Serum wird mit einem oberflächenaktiven Stoff bestimmter Menge belastet. Dazu wird ein Stoff genommen, dessen oberflächenaktive Wirkung möglichst übersichtlich ist. Aus diesem Grunde wurde bei den folgenden Untersuchungen stets Natrium-Oleat genommen. Die Veränderungen der Spannungswerte werden in einem genau festgelegten Zeitablauf bestimmt.

2. Das Serum wird mit Natrium-Oleat derartig belastet, daß in einem Gemisch Serum-Natrium-Oleat eben noch eine leichte Oberflächenspannungserhöhung gegenüber der gleichen volumenprozentigen Natrium-Oleat-Lösung in Wasser nachweisbar ist. Von beiden wird die Oberflächenspannung in Verdünnungsreihen bestimmt. Praktisch ist es so, daß 2 ccm einer 10 proz. Natrium-Oleat-Lösung mit 1 ccm Serum zusammengebracht und Verdünnungsreihen hergestellt werden. Es ist zu erwarten, daß bei anderen Adsorptionsverhältnissen,

**Tabelle 17.**

|  | Dyn | Stat. | Zeitabfall |
|---|---|---|---|
| Serumfiltrat . . . . . . . | 59,0 | 55,9 | 3,1 |
| Verdünnung 1:2 . . . . . . | 62,8 | 58,0 | 4,8 |
| „ 1:4 . . . . . | 65,4 | 58,4 | 7,0 |
| „ 1:8 . . . . . | 66,2 | 61,0 | 5,2 |
| „ 1:16 . . . . . | 67,3 | 63,3 | 4,0 |
| „ 1:32 . . . . . | 71,8 | 67,5 | 4,3 |
| „ 1:64 . . . . . | 73,1 | 69,4 | 3,7 |
| „ 1:128 . . . . . | 73,0 | 72,0 | 1,0 |
| Kontrolle desselben Serums: | | | |
| Serumfiltrat . . . . . . . | 61,1 | 58,5 | 2,6 |
| Verdünnung 1:2 . . . . . | 70,9 | 63,4 | 7,5 |
| „ 1:4 . . . . . | 72,6 | 69,7 | 2,9 |
| „ 1:8 . . . . . | 73,5 | 72,7 | 0,8 |
| „ 1:16 . . . . . | 72,5 | 72,5 | 0 |
| „ 1:32 . . . . . | 73,0 | 73,0 | 0 |
| „ 1:64 . . . . . | 73,0 | 73,0 | 0 |
| „ 1:128 . . . . . | 73,0 | 73,0 | 0 |

wie sie ja offenbar bei einzelnen Krankheiten vorliegen, die Verdünnungsreihen verschiedenen Verlauf zeigen.

3. Durch planmäßiges Suchen wurde eine geeignete Konzentration und Menge des Oleats gefunden, bei dem zwischen normalem und pathologischem Serum möglichst große Wertdifferenzen zustande kommen. Dabei wurde so vorgegangen, daß eine mengenmäßig fallende Serumreihe hergestellt und dann mit verschiedenen konzentrierten Natrium-Oleat-Lösungen belastet wurde. Es wurde 1,9, 1,8 usw. bis 1,0 Serum und dazu 0,1, 0,2 usw. bis 1,0 Natrium-Oleat genommen. Bei Verwendung verschiedener Natrium-Oleat-Konzentrationen zeigten sich die besten Ausschläge bei einer Konzentration von 2%.

### a) Zeitkurven.

Methodisch wurde so vorgegangen, daß 1,9 ccm frisches Serum, das auf die angegebene Weise abzentrifugiert wurde, mit 0,1 ccm 2proz. Natrium-Oleat belastet wurde. Daraufhin wurde die Spannung sofort festgestellt. In weiteren Mischungen nach $^1/_2$ Minute, nach 1 Minute, nach $1^1/_2$, 2, 3, 6, 10 und 20 Minuten und 120 Minuten. Es wurde jedesmal eine frische Mischung verwandt, da mehrmaliges Messen derselben Lösung Wertverschiebungen ergibt, so daß die Resultate nicht übersichtlich werden.

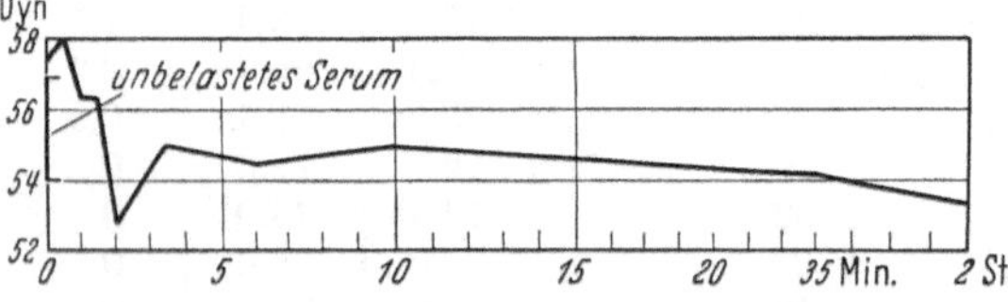


Abb. 39. Zeitkurve von Normalserum. (Nach KELLER u. KÜNZEL.)

Nebenstehende Abb. 39 ergibt den Abfall der Spannung vom dynamischen zum statischen Wert im Verlauf von 2 Stunden bei einem Normalserum.

Wie man sieht, ist die Spannung, sofort gemessen, etwas höher als im unbelasteten Serum. Regelmäßig steigt dann die Spannung nach 30 Sekunden etwas an. Dann kommt der erwartete deutliche Abfall, der bei 2 Minuten seinen Höhepunkt erreicht. Darauf steigt die Spannung wieder an und stellt sich auf einen Endwert ein, der unter dem statischen Wert des unbelasteten Serums liegt. Diese Senkung kommt durch die noch vorhandenen freien oberflächenaktiven Stoffe zustande, die sich in der Oberfläche in möglichst günstiger Art anordnen. Vergleicht man dazu die Kurve des Carcinoms (Abb. 40), so ist ersichtlich, daß auch bei sofortiger Messung die Oberflächenspannung tiefer ist als

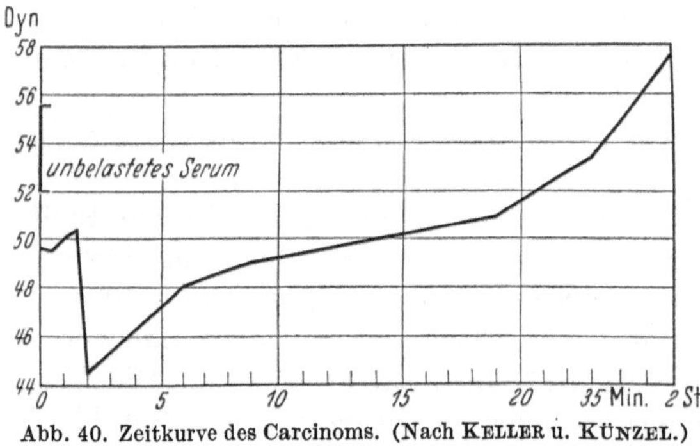


Abb. 40. Zeitkurve des Carcinoms. (Nach KELLER u. KÜNZEL.)

der dynamische Serumwert. Nach 30 Sekunden kommt es dann zu einem geringen Anstieg, darauf tritt ebenfalls nach 2 Minuten die Spannungserniedrigung ein, die aber viel tiefer liegt als beim Normalserum (etwa 8 Dyn). Hierauf kommt es zu einer sehr starken „Erholung", wie DU NOUY es nennt, so daß der Endwert weit über dem dynamischen Wert liegt und auch den des unbelasteten Serums übersteigt. Es war nun von besonderem Interesse, die Krankheiten im besonderen zu untersuchen, die bei Anwendung der Meiostagminreaktion Mißerfolge ergaben, also insbesondere Pneumonien und chronische Tuberkulosen. Die Lebercirrhosen ergeben hierbei keinen auffallenden pathologischen Befund.

Den Verlauf des Spannungsabfalles für entzündliche Erkrankungen leichterer Art ergibt Abb. 41.

Abb. 42 zeigt den Verlauf von schweren frischen Pneumonien und Tuberkulosen.

Es ergibt sich hierbei, daß die Herabsetzungen des dynamischen Wertes gegenüber dem des unbelasteten Serums ungefähr der Schwere der Infektionskrankheit parallel geht. Der weitere Verlauf zeigt aber grundlegende Unterschiede. Bei leichteren In-

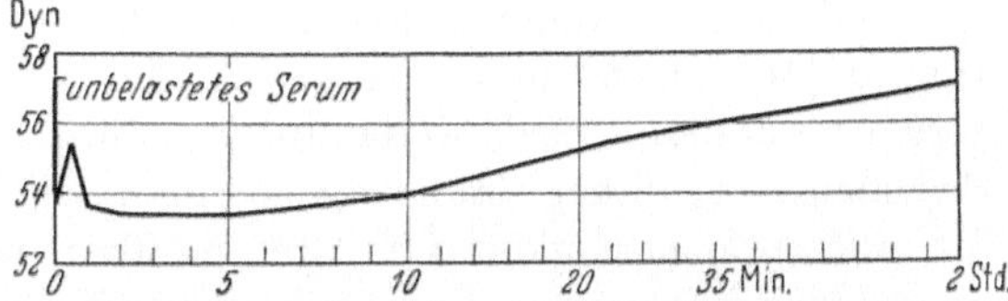


Abb. 41. Zeitkurve von leichteren entzündlichen Erkrankungen. (Nach KELLER u. KÜNZEL.)

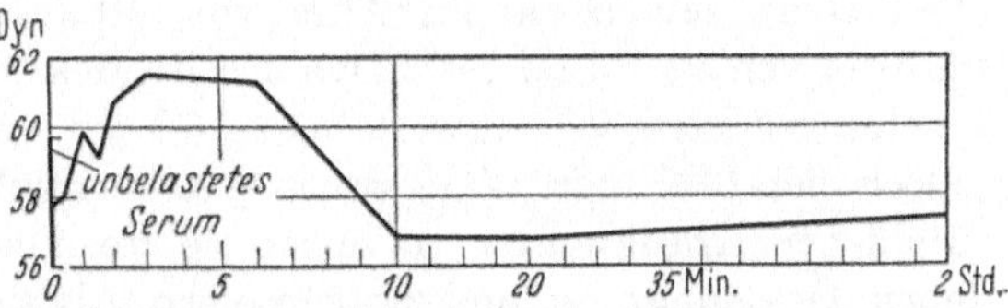


Abb. 42. Zeitkurve von entzündlichen Erkrankungen und aktiven Tuberkulosen. (Nach KELLER u. KÜNZEL.)

fekten ist lediglich die Zacke, die beim Normalen und beim Carcinom nach 2—3 Minuten stets nachzuweisen ist, nicht mehr festzustellen. Im weiteren Verlauf zeigt sich sogar ein leichter Anstieg der Spannung, so daß die statische Oberflächenspannung wenig unter der dynamischen liegt, bei frischen, schweren, entzündlichen Erkrankungen kann sie sogar höher sein. Stellt man also die Oberflächenspannung nur in einem bestimmten Mischverhältnis fest und dabei nur den dynamischen und statischen Wert, so kommt man bei schweren entzündlichen Erkrankungen zu dem Resultat, daß die statische Spannung über der dynamischen liegt. Ein sicherer Unterschied gegen das Carcinom ist nicht vorhanden, wenn nicht die Zahlenwerte bestimmt werden, was z. B. bei der stalagmometrischen Methode technisch nicht möglich ist und daher zu dem bekannten Mißerfolg führen mußte. Beobachtet man dagegen den Verlauf des Abfalls, so stellt sich heraus, daß es sich hierbei um grundsätzlich andersartige kolloidchemische Vorgänge handeln muß.

Die Bestimmung der Zeitkurve hat nun den Nachteil, daß eine ziemliche Menge von Serum verbraucht wird. Im ganzen handelt es sich um 18—20 ccm. Bei den ersten Zeitwerten ist es sogar dienlich, 2—3 Kontrolluntersuchungen pro Minute zu machen, die übrigens bei sauberer Technik ganz geringe Abweichungen, die innerhalb der Fehlergrenze liegen, ergeben.

### b) Belastung mit Natrium-Oleat und Verdünnungsreihen.

Dabei wurde methodisch so vorgegangen, daß 1 ccm Serum mit einer 2 ccm 10proz. Natrium-Oleat-Lösung belastet und Verdünnungsreihen hergestellt wurden. Im Prinzip zeigte sich dasselbe wie bei den obigen Belastungen. Ein normales Serum von einem jugendlichen Menschen ist in der Lage, das Natrium-Oleat weitgehend zu adsorbieren, so daß in höheren Verdünnungen die Wirksamkeit der Oleatmoleküle und der Serummoleküle nicht mehr nachzuweisen ist. Ist die Adsorptionsfähigkeit eines Serums herabgesetzt, so können nicht sämtliche Natrium-Oleat-Moleküle gebunden werden und entfalten dann in höheren Verdünnungen noch eine gewisse Wirksamkeit, so daß bei einer Verdünnung von $10^{-6}$ gegenüber dem Normalserum der Wasserwert beim Carcinom regelmäßig nicht erreicht wird und bei $10^{-7}$ nur in einem Teil der Fälle.

Bei dieser Bestimmungsmethode wurde auch besonderer Wert auf die Schwankungsbreite der Normalwerte gelegt, da, wie gesagt, nur eine geringe Menge Serum verbraucht wird, so daß die Bestimmungen auch an Seren von gesunden Personen in größerer Zahl vorgenommen werden konnten. Es zeigte sich, daß die Adsorptionsfähigkeit im Alter meßbar nachläßt. Während bei gesunden jugendlichen Personen im Alter von 20—30 Jahren bei Verdünnungen von $10^{-5}$ Abweichungen vom Wasserwert nur in ganz geringem Maße vorkommen (1—2 Dyn), zeigen sie im Alter von 40 Jahren schon Werte von 2—3 Dyn, im Alter von 50 Jahren ist 3 Dyn der Mindestwert, während im Alter über 60 Abweichungen vom Wasserwert bis zu 5 Dyn vorkommen. Bei Normalseren wird jedoch bei $10^{-6}$ der Wasserwert stets erreicht. Vergleicht man nun die entzündlichen Krankheiten, so zeigen sie im Verlauf eine gewisse Ähnlichkeit mit denen der Carcinome, und zwar insofern, als sie bei $10^{-5}$ ebenfalls einen gewissen Spannungsabfall ergeben. Die Werte sind jedoch zahlenmäßig in der Regel kleiner als beim Carcinom. Bei $10^{-6}$ wurde der Wasserwert nicht in allen Fällen erreicht. Dagegen ist bei $10^{-7}$ ein oberflächenaktiver Stoff nie nachweisbar. Der Nachteil dieser Methode ist also, daß die entzündlichen Erkrankungen in ihren Endwerten denen der Carcinome nahekommen, so daß eine Unterscheidung zuweilen Schwierigkeiten macht. Außerdem ist die Herstellung von Verdünnungsreihen von derartig hochgradig capillaraktiven Stoffen sehr schwierig, und auch bei peinlichster Technik kommen zuweilen bei Doppelbestimmungen, wie wir sie stets machten, größere Unterschiede vor. Theoretisch ist jedoch bemerkenswert, daß es mit dieser Methode besonders gut gelingt, die physiologische Variationsbreite zu bestimmen.

### c) Abgestufte Belastung.

Wir versuchten nun die Technik zu vereinfachen und mit mittleren Serummengen auszukommen. Daher wurden Reihen hergestellt, und zwar derartig, daß zu einer steigenden Menge Serum eine fallende Menge Oleat gebracht wurde und die Werte zwischen pathologischen und normalen Seren verglichen wurden. Nach ausgedehnten Untersuchungen ergab sich folgende Methode, die zufriedenstellende Resultate zeitigte:

| Serummenge | 1,0 | 1,2 | 1,4 | 1,6 | 1,7 | 1,8 | 1,9 | 2,0 |
|---|---|---|---|---|---|---|---|---|
| Natrium-Oleat | 1,0 | 0,8 | 0,6 | 0,4 | 0,3 | 0,2 | 0,1 | — |

Als geeignete Konzentration ergibt sich eine 2proz. Natrium-Oleat-Lösung. Es ist darauf zu achten, daß die Natrium-Oleat-Lösung völlig klar ist, da leichteste Opalescenz schon starke Abweichungen ergibt. Die Lösung muß daher wöchentlich mindestens 3 mal frisch hergestellt werden. Das Normalserum ergibt folgende Werte.

| Serummenge | 1,0 | 1,2 | 1,4 | 1,6 | 1,7 | 1,8 | 1,9 | 2,0 |
|---|---|---|---|---|---|---|---|---|
| Natrium-Oleat | 1,0 | 0,8 | 0,6 | 0,4 | 0,3 | 0,2 | 0,1 | — |
| Dyn. Ob.-Sp. | 31,5 | 32,3 | 34,0 | 40,1 | 45,2 | 48,9 | 57,0 | 59,1 |
| Stat Ob.-Sp. | 32,0 | 32,8 | 34,9 | 42,2 | 48,2 | 52,9 | 54,2 | 56,2 |
| Zeitabfall | —0,5 | —0,5 | —0,9 | —2,1 | —3,0 | —4,0 | 3,7 | 2,9 |

Das Serum von entzündlichen Krankheiten und Tuberkulosen zeigt folgende Werte:

| Serummenge | 1,0 | 1,2 | 1,4 | 1,6 | 1,7 | 1,8 | 1,9 | 2,0 |
|---|---|---|---|---|---|---|---|---|
| Natrium-Oleat | 1,0 | 0,8 | 0,6 | 0,4 | 0,3 | 0,2 | 0,1 | — |
| Dyn. Ob.-Sp. | 31,8 | 32,3 | 33,9 | 39,6 | 44,9 | 46,3 | 54,5 | 60,0 |
| Stat. Ob.-Sp. | 31,9 | 32,5 | 34,4 | 41,2 | 48,8 | 52,2 | 53,2 | 53,9 |
| Zeitabfall | —0,1 | —0,2 | —0,5 | —1,6 | —3,9 | —5,9 | —1,3 | 6,1 |

Dagegen ergaben Carcinome regelmäßig diesen Befund:

| Serummenge | 1,0 | 1,2 | 1,4 | 1,6 | 1,7 | 1,8 | 1,9 | 2,0 |
|---|---|---|---|---|---|---|---|---|
| Natrium-Oleat | 1,0 | 0,8 | 0,6 | 0,4 | 0,3 | 0,2 | 0,1 | — |
| Dyn. Ob.-Sp. | 32,9 | 32,7 | 34,9 | 40,4 | 45,8 | 48,5 | 54,5 | 56,4 |
| Stat. Ob.-Sp. | 33,1 | 33,0 | 36,0 | 40,8 | 46,3 | 52,5 | 59,5 | 53,4 |
| Zeitabfall | —0,2 | —0,3 | —1,1 | —0,4 | —0,5 | —4,0 | —5,0 | 3,0 |

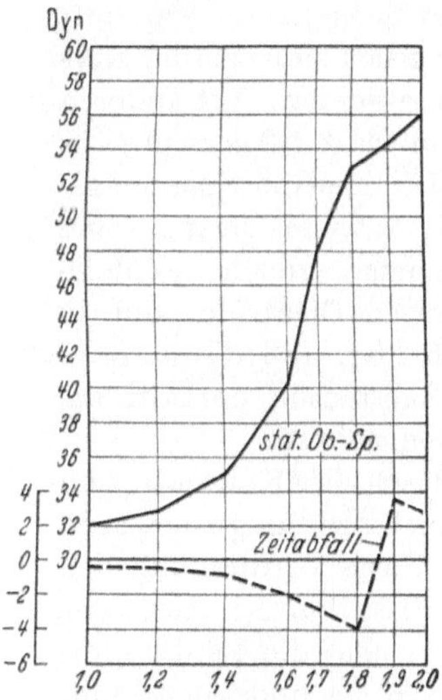

Abb. 43. Normalserum. (Nach KELLER u. KÜNZEL.)

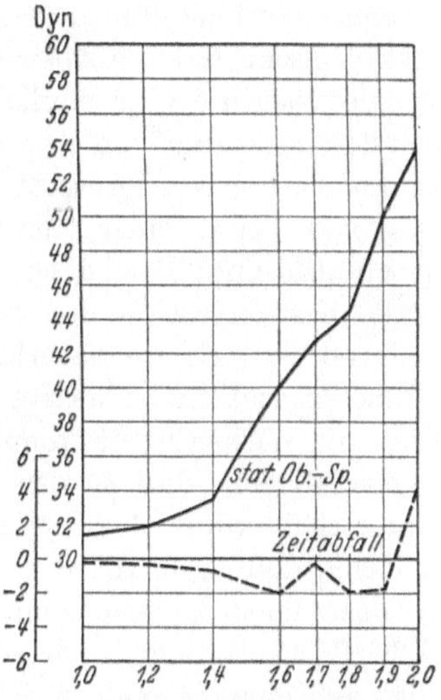

Abb. 44. Entzündliche Erkrankungen. (Nach KELLER u. KÜNZEL.)

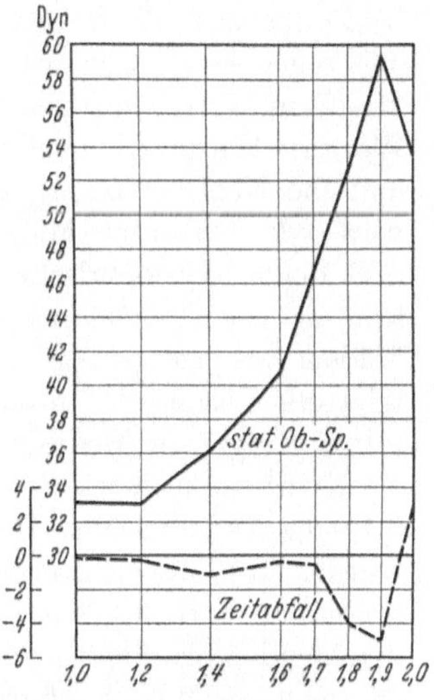

Abb. 45. Carcinom. (Nach KELLER u. KÜNZEL.)

Hieraus ist ersichtlich, daß die größten Unterschiede in den Mischungen 1,7 Serum: 0,3 Oleat, 1,8:0,2, 1,9:0,1 zu erzielen sind. Bei dieser Methode, die im hohen Grade Rückschlüsse auf die Vorgänge im Körper zuläßt, kommt noch der Vorteil hinzu, daß man jederzeit in der Lage ist, die Kurven durch eingelegte Zwischenmessungen und Variationen der Konzentration des Serums sowie des Natrium-Oleats im fraglichen Bereich, den Adsorptionsvorgang noch weiter zu zergliedern. Bei manchen Carcinomen kommt es zu Mißerfolgen, bei genaueren Nachforschungen zeigt sich aber dann immer, daß außerdem schwere entzündliche Vorgänge im Körper vorhanden sind, die die Carcinomreaktion überdecken. Nach Abklingen des Infektes stellt sich dann regelmäßig die Adsorptionskurve des Carcinoms ein. Außerdem lassen sich schwere Tuberkulosen nicht immer mit dieser Methode von den Carcinomerkrankungen trennen. Wird jedoch dann eine Zeitkurve gemacht, so wird bei den Tuberkulosen festgestellt, daß sein Serum nach Art der entzündlichen Erkrankung adsorbiert, so daß statt der Erniedrigung in den ersten Minuten eine Erhöhung der Spannung eintritt und daher auf diesem Weg eine Unterscheidung möglich ist.

**Deutung der Pufferungswirkung.** Es muß zunächst geklärt werden, welcher Art die Verschiebungen sind, die schon im Normalserum vorkommen, und welche Veränderung die Pufferungsfähigkeit bei pathologischen Seren erfährt. Am wichtigsten wäre dann die Frage, welche Serumbestandteile an diesen Verschiebungen beteiligt sind. Diese Untersuchungen gestalten sich äußerst umständlich, und befriedigende Erklärungen sind nicht immer möglich, da die abpuffernde Wirkung der Eiweißkörper derartig dominiert, daß die Lipoidwirkung schon sehr hochgradig verstärkt sein muß, um sich überhaupt bemerkbar zu machen. Es würde zu weit führen, alle die Irrwege und ergebnislosen Untersuchungen anzuführen, die zunächst gemacht wurden, bis durch eine besondere Versuchsanordnung einige Aufklärungen über die komplizierten Vorgänge gefunden werden konnten.

Zunächst muß vorausgeschickt werden, daß in einem Gemisch, in dem statt des zugegebenen Serums physiologische Kochsalzlösung genommen wurde, stets dieselben Werte, und zwar die des Natrium-Oleats erhalten werden. Mit anderen Worten: Wurde 0,1 ccm einer 2proz. Lösung von Natrium-Oleat 1,9 ccm physiologische Kochsalzlösung zusammengebracht, so ergibt sich derselbe Spannungswert wie bei einer Mischung von 1 ccm einer 2proz. Natrium-Oleat-Lösung und 1 ccm physiologischer Kochsalzlösung. Bei beiden kommen gleich viel Moleküle an die Oberfläche, da die Konzentration der Natrium-Oleat-Moleküle in beiden Lösungen noch sehr groß ist. Es ist natürlich klar, daß die konzentriertere Lösung in ihrem Inneren viel mehr aktive Substanzen enthält, die unter geeigneten Bedingungen zur Wirksamkeit kommen müssen.

Es wurde nun weiter so vorgegangen, daß zu den 2 ccm der Konzentration 0,1—0,9 Natrium-Oleat immer noch 0,5 physiologische Kochsalzlösung zugegeben wurde. Die Messung ergibt dann, daß auch diese neuerliche Verdünnung den Spannungswert des Natrium-Oleats nicht ändern kann. Es sind also immer noch genügend Moleküle in der Oberflächenschicht vorhanden, und die Verdünnung ist noch nicht so hochgradig, daß eine besondere Schichtung und Anordnung der Moleküle in Abhängigkeit der Zeit möglich ist. Als nächstes wurde dann 0,5 ccm der wichtigsten Serumbestandteile hinzugegeben statt 0,5 ccm physiologische Kochsalzlösung.

Dabei zeigt sich, daß die relativ kleinen Mengen kaum eine Wirkung entfalten können und daß die Abweichungen klein sind. Im Prinzip zeigt sich aber schon das Ergebnis, das später noch deutlicher gemacht werden kann. In den hohen Konzentrationen des Natrium-Oleats kommt es nämlich so gut wie überhaupt nicht zu einer Beeinflussung der Spannung, was besagt, daß die zugegebenen Natrium-Oleat-Moleküle von der Oberfläche abgedrängt werden. Sie sind nicht in der Lage, so viel Moleküle zu binden, daß sich eine Änderung in der Oberflächenschicht bemerkbar macht. Kommt man in den Bereich, in den die Konzentration des Natrium-Oleats an sich schon geringer ist, also etwa von 0,4 Natrium-Oleat auf 1,6 ccm physiologische Kochsalzlösung, so zeigt sich das Du Nouysche Phänomen. Bei der Messung nach 15 Sekunden handelt es sich fast um einen reinen Natrium-Oleat-Wert. Im Verlauf von 2 Stunden tritt dann eine Bindung der Natrium-Oleat-Moleküle ein, und ihre Wirkung in der Oberflächenschicht wird geringer, und damit steigt die Spannung an. Daher sind die statischen Werte in diesem Konzentrationsbereich immer höher als die

dynamischen. Es ist nun klar, daß die abpuffernde Wirkung um so stärker
sein muß, je höher der statische Wert über dem Wert des dynamischen liegt
und je höher die statische Spannung selbst ist. Aus diesem Grunde liegen die
Spannungswerte in den höheren Verdünnungen höher als beim Natrium-Oleat
allein. Bei dieser Versuchsanordnung sind allerdings die Unterschiede noch gering,
da die Wirkung des Oleats noch sehr stark ist. Die Belastung mit Globulin
ergibt außerdem keine besonderen Unterschiede gegenüber der Albuminfraktion.
Dagegen zeigen die Lipoide ein eigenes und typisches Verhalten. Auch bei ihnen
ist eine Adsorptionswirkung festzustellen. In den höheren Konzentrationen des
Natrium-Oleats sind die Werte vom unbelasteten Oleat kaum zu unterscheiden,
in den höheren Verdünnungen zeigen sich dann ebenfalls ihre Wirkungen, und
zwar kommt es stets bei 0,3:1,7 zu einer maximalen Erhöhung, während die
maximale Erhöhung bei den Eiweißkörpern erst bei 0,2:1,8

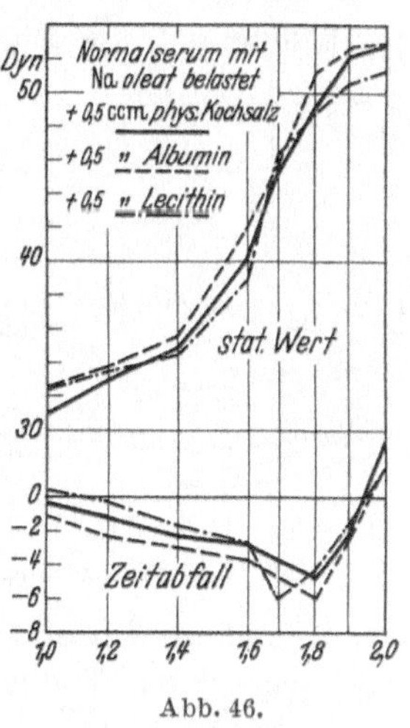

Abb. 46.

auftritt. Diese Ausschläge sind klein. Durch Änderung
der Versuchsanordnung kann dieser Vorgang noch deutlicher gemacht werden. Stellt man nun vom Normalserum eine Reihe her, wie es oben beschrieben ist,
und gibt dazu Serumbestandteile zu, so werden die Ausschläge viel deutlicher und bestätigen obenstehende Feststellungen. Eine relative Eiweißvermehrung verlegt also
den höchsten Ausschlag in eine höhere Verdünnung,
die Erholung wird größer, und der statische Wert liegt
höher. Werden Lipoide zugegeben, so ist der maximale
Erholungswert schon früher festzustellen und der statische Wert liegt nur in dieser Konzentration höher. Er
überragt auch den Wert beim Eiweiß und sinkt bei 0,1:1,9
unter den statischen Wert bei Eiweißzugabe. Damit ergibt sich folgende Situation. Ist der Zeitabfall schon
bei 0,3:1,7 Serum groß und bei 0,1:1,9 niedrig oder gar
positiv, so muß es sich um eine alleinige Lipoidwirkung handeln. Findet sich
die Erhöhung erst bei einer Konzentration von 0,1 oder 0,2 Natrium-Oleat,
so ist es alleinige Eiweißwirkung, und die Lipoidwirkung tritt ganz zurück. Sind
die Zeitabfälle in der gesagten Verdünnungsreihe gegenüber dem Normalserum
höher, so muß es sich um eine Zunahme beider Bestandteile handeln. Die statischen Werte verhalten sich sinngemäß in gleicher Weise (Abb. 46). Wie man
sieht, hat diese Methode große Vorteile, vor allen Dingen auch darum, da sich
die Carcinome weitgehend von fast allen Erkrankungen und Zuständen im Körper
unterscheiden, so daß die Methode diagnostisch sehr gut verwertet werden kann.
Der Nachteil besteht darin, daß die Wirkung der Lipoide und Eiweißkörper
nur ganz allgemein angenommen werden kann, während eine Differenzierung
der einzelnen Lipoide und Eiweißfraktion nicht möglich ist. Aus diesem Grunde
wurde dann noch ein anderer Weg eingeschlagen, dessen Grundprinzip darin
besteht, mit einer feststehenden Eiweißkonzentration zu arbeiten. Bis jedoch
die letztgenannte Methode ausgearbeitet wurde, vergingen fast 2 Jahre, und in
dieser Zeit wurde ein großer Teil der Zugänge unserer Klinik mit der abge-
stuften Belastung untersucht. Die Untersuchungen erstrecken sich auf fast
2000 Fälle und bestätigen voll und ganz die Annahmen, die schon im un-

belasteten Serum gemacht wurden, und beweisen die Schlüsse, die dort gezogen wurden.

KELLER und KÜNZEL haben schon vor 1 Jahr einen Teil dieser Untersuchungen ohne Kenntnis der heutigen Ergebnisse veröffentlicht. Damals war eine Deutung noch nicht sicher möglich. Heute ist die Sachlage wesentlich klarer. In dieser Arbeit wurde eine Abbildung gebracht, die bei entzündlichen Erkrankungen gefunden wurde und die sich von anderen entzündlichen Erkrankungen, die zum größten Teil chronischer Natur waren, unterschieden. Durch laufende Untersuchungen derselben Erkrankung am selben Patienten muß heute angenommen werden, daß es sich hierbei um ein Übergangsstadium handelte. Tatsächlich ist es so, daß bei ganz frischen Erkrankungen der größte Zeitabfall bei 1,6 oder 1,7 liegt. Dann kommt es zu einem Zustand, in dem der Zeitabfall in dieser Natrium-Oleat-Konzentration infolge verringerter Lipoidwirkung zurückgeht, ohne daß die Eiweißwirkung schon erheblich wäre. Er dauert nur kurze Zeit an und wurde damals angegeben, da dem Verlauf der Erkrankung noch nicht genügend Beachtung geschenkt wurde, und außerdem Grippen und Anginen häufig dieses Bild bieten. Wird weiter untersucht, so kommt es im Verlauf der Erkrankung zur Ausbildung des größten Zeitabfalls bei 1,8, was einer vermehrten Eiweißwirkung zuzuschreiben ist.

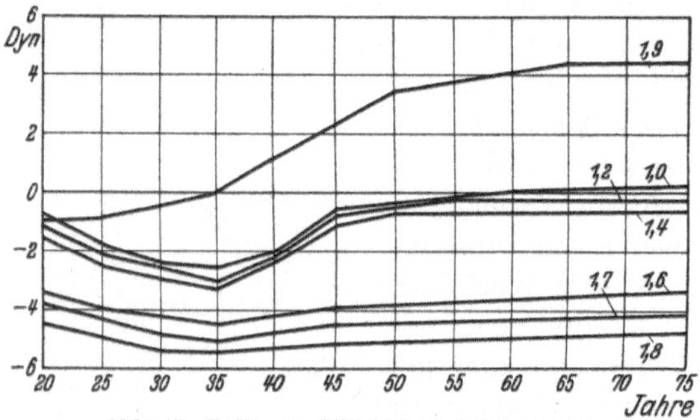



Abb. 47. Pufferungsfähigkeit und Lebensalter.

Wie aus der Abbildung zu ersehen ist, kommt die Eiweißwirkung bei dem Carcinom am stärksten zum Ausdruck, was auch durch Untersuchungen am unbelasteten Serum wahrscheinlich gemacht werden konnte. Aber auch in den höheren Konzentrationen des Natrium-Oleats ist der Zeitabfall oder, genauer gesagt, die Erholung größer, was auf eine stärkere Lipoidwirkung hinweist. Es ist nun eine selbstverständliche Forderung, festzustellen, in welchen Grenzen das Normalserum schwankt. Dabei soll als erstes die Alterserscheinung einer Betrachtung unterzogen werden.

**Die Abhängigkeit der Pufferungswirkung vom Alter** (Abb. 47). Vorstehend sind die Mittelwerte angegeben, die die Untersuchung von etwa 400 Normalseren ergeben. Es handelt sich hierbei um errechnete Mittelwerte. Die Schwankungen betragen in den höheren Konzentrationen 0,1—0,2 Dyn, in den größeren Verdünnungen betragen sie nicht über —0,3 Dyn. Die Ergebnisse sind etwas überraschend, jedoch sehr einheitlich. Es zeigt sich nämlich, daß in allen Verdünnungen der Reihen ein langsames und stetiges Ansteigen bis zum 35. Lebensjahr zu beobachten ist. Dieses Ansteigen ist in sämtlichen Verdünnungen vorhanden und kann nur damit erklärt werden, daß bis zum 35. Lebensjahr die Pufferungswirkung insgesamt höher wird, ohne daß eine Bevorzugung einzelner Serumbestandteile festzustellen wäre. Vom 35. Lebensjahr ab sinkt die Pufferungswirkung allmählich ab, und es werden Werte erreicht, die unter denen des 20. Lebensjahres liegen. Leider ist es aus technischen Gründen nicht möglich, das Kindesalter zu untersuchen, da die Serummenge, die zur Untersuchung gebraucht wird, immerhin ziemlich groß ist. Interessant ist bei den Messungen noch, daß im Verlauf des Alterns die physikalische Eiweißwirkung gegenüber der Lipoidwirkung langsam stärker wird, so daß die Kurven einen Verlauf zeigen, der dem ähnelt, bei dem aus experimentellen Gründen Eiweißkörper, insbesondere die Albuminfraktion, dem Serum zugegeben wird. Aus diesen Untersuchungen kann geschlossen werden, daß die Vermutung von HÊRÇIK, der eine Veränderung der Spannung und der Pufferungslösung in Abhängigkeit des Alters annimmt, zu Recht besteht. Die Veränderung kommt dadurch zustande, daß eine erhebliche Verschiebung der Zusammenwirkung im Molekül und wahrscheinlich auch der quantitativen Zusammensetzung stattfindet. Es muß angenommen werden, daß vom 20. bis 35. Lebensjahr eine Steigerung der Lipoid- und Eiweißwirkung stattfindet. Dann sinkt die Pufferwirkung langsam, und die Wirkung der Einzelbestandteile verhält sich verschieden. Die Lipoidwirkung tritt stärker zurück, und außerdem ist es wahrscheinlich, daß die Globulinwirkung gegenüber der Albuminwirkung ebenfalls stärker nachläßt. Die Wirkung der Globuline kann jedoch aus dieser Art der Untersuchung nicht mit Sicherheit geschlossen werden, sondern aus den späteren Untersuchungen mit gleichen Eiweißausgangskonzentrationen. Sie sollen aber jetzt schon vorweggenommen werden, da die sonstigen Ergebnisse sich vollständig mit den hier gemachten Feststellungen decken. Diese Bestimmungen waren zunächst einmal nötig, um die Variationsbreite des Normalserums festzustellen. In der Literatur wurde häufig, namentlich von OKUNEFF, darauf hingewiesen, daß die Senkung der Spannung mit dem Alter wahrscheinlich eine der Ursachen wäre, die das gehäufte Auftreten von Neoplasmen erklären würde. Die Senkung der Spannung beim Neoplasma regte BAUER sogar dazu an, eine Theorie der Entstehung der Neoplasmen aufzustellen und dabei der Spannungssenkung eine grundsätzliche und ursächliche Bedeutung bei zumessen. Diese Senkung wurde damals nur bei unbelasteten Seren festgestellt, es kann aber jetzt nach Untersuchung der Pufferungswirkung gesagt werden, daß die Änderung mit dem Alter eine grundsätzlich andere ist als beim Carcinom, und es ist damit abzulehnen, daß zwischen der Senkung mit dem Alter und der Entstehung der Neoplasmen direkte Beziehungen bestehen. Immerhin bleibt es von grundsätzlicher Wichtigkeit, daß die Pufferungswirkung in Abhängigkeit vom Alter einer gewissen Gesetzmäßigkeit unterliegt, deren Konsequenzen heute noch nicht abzusehen sind.

Die Änderungen, die durch die Temperatur bedingt sind, verhalten sich vollkommen gleichsinnig mit den in Kapitel 8 über den Temperatureinfluß gemachten Feststellungen, so daß sie hier nicht noch einmal besprochen werden müssen. Die Einwirkung auf die Pufferung ist einwandfrei nachzuweisen.

Die Besprechung sämtlicher Erkrankungen braucht hier nicht noch mal stattzufinden, da im Prinzip sämtliche Feststellungen, die schon im Kapitel des unbelasteten Serums gemacht wurden, bei dieser Art der Messung bestätigt werden. Die Auswertung des unbelasteten Serums wäre jedoch nie in dem Maße möglich gewesen, wenn nicht vorliegende Belastungsversuche gemacht worden wären, die die Verhältnisse viel übersichtlicher gestalten, so daß dann auch die Deutung des unbelasteten Serums gelang. Der Hauptvorteil der Methode ist praktisch gesehen der, daß es in verhältnismäßig kurzer Zeit gelingt, festzustellen, ob ein Carcinom vorliegt oder nicht. Die Einschränkungen, die gemacht werden müssen, sind schon oben angegeben, namentlich beim Vorliegen einer entzündlichen Erkrankung ist eine Wiederholung der Reaktion nötig. Sind derartige Komplikationen nicht vorhanden, so ist die Reaktion in hohem Grad spezifisch und Fehlentscheidungen ganz selten. Betont muß werden, daß die Reaktion auch bei Hautcancroiden und Carcinomen kleinster Ausmaße positiv ist. In vielen Hunderten von Fällen war nie festzustellen, daß die Reaktion positiv war und sich dann nach dem Verlauf der Erkrankung und der ganzen Sachlage ergab, daß es sich um kein Carcinom handeln kann. Ist die Reaktion also positiv, so ist mit Sicherheit anzunehmen, daß irgendwo im Körper ein Carcinom vorhanden ist. Daß sie einmal negativ ausfällt oder durch ein entzündliches Leiden überdeckt wird, dürfte den Wert der Reaktion nicht wesentlich verringern. Sehr schwierig ist zu entscheiden, wann die Reaktion positiv wird. Sicher ist, daß das sog. präcanceröse Stadium nicht mit erfaßt wird. Eine sichere Grenze zu finden, ist nicht möglich. Auch durch Tierversuche mit experimenteller Krebserzeugung konnte lediglich festgestellt werden, daß eine Veränderung im Serum, die für Carcinom typisch ist, erst dann nachzuweisen ist, wenn das Carcinom tatsächlich vorhanden ist. Vorher kommt es zu größeren Verschiebungen im Serum, und zwar sind sie so groß, wie sie beim Menschen, gleich welcher Altersklasse oder Krankheit, nie gefunden werden. Diese schweren Verschiebungen sind demnach mit dem krebserzeugenden Mittel, in unserem Fall Carboneol und Benzpyren, in Beziehung zu bringen und zeigen, daß die experimentelle Krebserzeugung in ihrem Wesen weitgehend von dem Geschehen abweicht, das sich beim menschlichen Spontankrebs abspielt. Wahrscheinlich ist darin der Grund zu suchen, warum trotz vieler Mühe und fleißigster Arbeit die Erkenntnisse, die die experimentelle Krebserzeugung bis heute zeitigte, relativ gering sind.

### d) Belastungsversuche mit feststehenden Eiweißwerten.

Im folgenden Kapitel wird nun eine Versuchsanordnung beschrieben, die die Veränderungen im Serum und seine Pufferungswirkung weitaus am übersichtlichsten zur Darstellung bringt. Bei dieser Methode wird überhaupt darauf verzichtet, den Wert des Nativserums zu messen, sondern es wird eine Verdünnung hergestellt, und zwar so, daß ein Serumbestandteil einen bestimmten Ausgangswert hat. Es wurde schon immer in den bisher gemachten Untersuchungen betont, wie schwierig die Verhältnisse im Serum sind, so daß häufig mehrere Untersuchungsmethoden herangezogen werden mußten, um einige Klarheit zu erlangen. Es ist auch ohne weiteres einzusehen, daß die Versuchsbedingungen auch bei Messungen in Verdünnungsreihen mit verschiedenen Ausgangskonzentrationen keineswegs ideal sind. Daraus ersieht man ohne weiteres den Vorzug, der sich ergibt, wenn die Messungen an Seren angestellt werden, bei denen schon von Haus aus Verdünnungen genommen werden, indem ein festgelegter Ausgangswert von einem Serumbestandteil benutzt wird. Erst diese Untersuchungen erlauben dann, die Wirkung der einzelnen Bestandteile zu differenzieren und die Verschiebungen bei pathologisch veränderten Seren festzustellen. In dem Kapitel über die monomolekulare Schicht wurde durch Untersuchung der Einzelbestandteile ihre Wirkung dargetan und der kardinale Unterschied zwischen Eiweißkörper und Lipoiden demonstriert.

Man nimmt nun am besten das Gesamteiweiß, da dieses refraktometrisch relativ schnell und genau bestimmt werden kann. Die Verdünnung wird dann so durchgeführt, daß in 1 ccm verdünnten Serums 100 mg% Gesamteiweiß enthalten sind. Dieser 1 ccm wird mit 1 ccm Natrium-Oleat-Lösung zusammengebracht, die ebenfalls 100 mg% ist. Daraufhin wird eine Verdünnungsreihe hergestellt, und zwar in Anlehnung an die eingangs gemachten Versuche einer Reihe mit folgenden Konzentrationen: 1:10, 1:20, 1:40, 1:100, 1:200, 1:400, 1:600, 1:800, 1:1000, 1:2000, 1:4000, 1:10000.

Es gelingt nun ohne weiteres, eine Normal-Standardkurve aufzustellen. Nach Aufstellung dieser Kurve, die bei Berücksichtigung verschiedener Faktoren, wie Alter, Temperatur, Zeitraum zwischen Entnahme und Untersuchung usw., nur ganz geringen Schwankungen unterworfen ist, kann die Verschiebung beim pathologischen Serum sofort abgelesen werden. Außer dem Alter können alle Variationen von vornherein ausgeschlossen werden. Für die verschiedenen Lebensalter werden Standardkurven aufgestellt, die dann zum Vergleich herangezogen werden. Allgemein kann gesagt werden, daß die Pufferungsfähigkeit des Serums vom 20. bis 35. Lebensjahr gleichmäßig ansteigt, so daß man einfach eine parallele Kurve bekommt, die beim Serum eines 35jährigen etwa um 0,75 Dyn niedriger liegt als beim 20jährigen bei Darstellung des Zeitabfalles. Vom 35. Lebensjahr sinkt die Pufferungswirkung im ganzen langsam ab, es kommt aber hinzu, daß die Lipoidwirkung im Verhältnis zur Eiweißwirkung stärker abnimmt, so daß der Gipfel bei 1:40 mehr und mehr verflacht. In höherem Alter macht sich ein relatives Überwiegen der Eiweißwirkung immer deutlicher bemerkbar, so daß es in hohem Alter zur Ausbildung des maximalen Zeitabfalles bei 1:100 kommt. Ebenso tritt der Wasserwert erst bei 1:6000 statt bei 1:4000 ein. Nach den so gewonnenen Standardkurven ist es ohne weiteres möglich, die Verschiebungen, die bei pathologisch veränderten Seren auftreten, zu zergliedern und Einzelheiten abzulesen. Das so gewonnene *Tensiogramm* läßt erhebliche Einblicke in die Veränderungen der einzelnen Seren zu und erlaubte, Schlüsse zu ziehen, die dann auch auf das Nativserum und seine Verdünnungsreihe übertragen werden kann.

**Belastung am lebenden Tier.** Es wurde Natrium-Oleat in wechselnden Konzentrationen und Mengen Hunden i.v. gegeben. Es zeigte sich aber, daß schon 10 ccm einer 1proz. Lösung eine Hämolyse des Blutes hervorrufen, und daß sich bei höheren Mengen diese Hämolyse gradweise verstärkt. Es ist klar, daß schon durch die Hämolyse starke Verschiebungen des Bindungsvermögens auftreten, und daß Rückschlüsse nicht mehr erlaubt sind. Es kann nur gesagt werden, daß das Pufferungsvermögen des Serums hochgradig absinkt, und daß daher der Kurvenverlauf in den Verdünnungsreihen sehr unruhig wird und relativ große Zeitabfälle zu verzeichnen sind. Dagegen sinkt der statische Ausgangswert des Nativserums um höchstens 2 Dyn. Bei großen Mengen von Natrium-Oleat kommt es nach $^{1}/_{4}$ Stunde zu einem plötzlichen Absinken der Spannung im unverdünnten Serum von 6—8 Dyn, und kurz darauf erfolgt der Tod des Tieres. In diesem Fall ist also so viel oberflächenaktiver Stoff zugegeben, daß das gesamte pufferungsfähige Eiweiß des Tieres nicht mehr genügt, um eine Spannung im Serum aufrechtzuerhalten, die mit dem Leben zu vereinbaren ist.

## 14. Experimentelle Untersuchungen über die Wirkung krebserzeugender Substanzen auf das Serum.

Nachdem intravenöse Belastungen zu keinem befriedigenden Resultat führten, war es naheliegend, den weniger eingreifenden und langsamer wirkenden Weg der Hautpinselungen einzuschlagen. Es ist bekannt, daß sämtliche krebserzeugende Substanzen oberflächenaktiv sind, es war also zu erwarten, daß durch die Resorption dieser Substanzen Verschiebungen im Serum auftreten würden. Außerdem war es verlockend, zu studieren, in welcher Weise sich die Serumwerte ändern, bis im Körper ein Krebs einwandfrei festzustellen ist. Schon oben wurde festgestellt, daß der Krebs mit einer Senkung der Spannung im Serum einhergeht. Koparczewski hat schon im Jahre 1924 festgestellt, daß Tiere, bei denen experimentell ein Tumor erzeugt wird, teils durch Transplantation bei Ratten oder Pinselung bei Kaninchen ebenfalls eine Senkung zeigen. Er ging so vor, daß er durch die Entnahme von Blut aus dem Herzen am frisch getöteten Tier zunächst einmal die normale Variationsbreite feststellte, dann transplantierte oder pinselte er, und nachdem einwandfrei der Tumor aufgetreten war, bestimmte er wiederum auf dieselbe Weise die Spannung. Nach seinen Angaben betrug der Spannungsabfall im Mittelwert 4—5 Dyn. Zu den vorliegenden Untersuchungen wurden Kaninchen benutzt, die mit Carboneol gepinselt wurden. Zunächst konnte festgestellt werden, daß bei Kaninchen, die allerdings stets 2 Tage hungern mußten, die Spannung bei Entnahme von genau 4 ccm immer sehr konstant war. Die Schwankungen betragen im Nativserum als höchstes $\pm 0,5$ Dyn. Es wurde in der Folgezeit immer mit 4 ccm gearbeitet und alle eingangs erwähnten Vorsichtsmaßregeln streng beachtet. Das Blut wurde der Ohrvene entnommen. Als Desinfektionsmittel empfiehlt es sich, physiologische Kochsalzlösung zu benutzen und das Ohr danach mit einem sterilen Tupfer trockenzuwischen. Bei 2 Tieren wurden zunächst beide Ohren innen und außen gepinselt. Die Tiere fraßen sofort nicht mehr, und die Spannung im unverdünnten Serum sank im Verlauf von 4 Tagen um 6 Dyn (statischer Wert). Der Zeitabfall wurde in der Verdünnungsreihe sehr groß, und der maximale Zeitabfall trat schon in einer Verdünnung von $10^{-3}$ ein. Die Tiere gingen am 6. Tag nach der Pinselung ein.

Aus der Vorstellung heraus, daß sich die Tumoren vielleicht am schnellsten entwickeln würden, wenn die Spannung etwa 2 Dyn tiefer als normal erhalten wird, da diese Spannungssenkung beim menschlichen Serum des Krebskranken beobachtet wird, wurde darauf geachtet, daß die Spannung im unverdünnten Serum des Kaninchens ungefähr diesen Wert beibehielt. Dabei wurden zunächst die Werte der Verdünnungsreihe außer acht gelassen. Es ergab sich, daß es am vorteilhaftesten ist, so vorzugehen, daß etwa 14 tägig das ganze Ohr außen und die Hälfte des Ohres innen gepinselt wird. Wenige Tage nach der ersten Pinselung tritt dann ein Ödem ein, das dann langsam wieder zurückgeht. Die weitere Entwicklung am Ohr unterscheidet sich nicht von den Beobachtungen, wie sie in der Literatur schon häufig beschrieben wurden (Deelmann), und sollen daher übergangen werden. Etwa nach 3—5 Monaten ziemlich wechselnd traten dann Papillome am Ohr auf. Die Spannungsmessung zeigt, daß mit dem Auftreten der Papillome eine Tendenz zum Absinken festzustellen ist. Diese Senkung wird nicht mehr rückgängig gemacht, auch wenn mit dem Pinseln lange Zeit ausgesetzt wird. Bei den meisten Tieren gehen diese Papillome langsam wieder zurück, das Ohr wird auffallend trocken und fühlt sich derber an als das andere. Auffallend ist weiter noch eine sehr starke Abmagerung der Tiere. Nach 7 bis 8 Monaten kommt es dann plötzlich zu einer merklichen Gewichtszunahme, obwohl die Tiere auffallend mager sind und sehr schlecht fressen. Im Verlauf von weiteren 1—2 Monaten haben sie dann meist ihr Ausgangsgewicht und sogar mehr wieder erreicht. Die Tiere machen einen schwerkranken Eindruck, und eine genauere Untersuchung ergibt dann das Bestehen eines erheblichen Ascites, bald darauf gehen sie ein und zeigen bei der Sektion eine hochgradige Lebercirrhose mit Ascites. Der Ascites betrug im Mittel 1000 und maximal 1500 ccm. Betont muß werden, daß bei den ausgesprochenen Lebercirrhosen keine Tumoren am Ohr beobachtet werden können, obwohl die Zeit, die die Tiere gepinselt wurden, 12—15 Monate betrug, was nach den Erfahrungen in der Literatur durchaus genügen müßte, um einen Tumor zu erzeugen. Aus unbekannten Gründen kam es bei einigen wenigen Tieren zur Ausbildung von Neoplasmen, bei diesen war jedoch die Cirrhose niemals derartig ausgesprochen.

Bei einer Reihe von Tieren wurde Teer in Mengen gepinselt, wie dies in der Literatur angegeben ist, und bei ihnen konnten im Verlauf von 6—8 Monaten in etwa 60% Tumoren am Ohr erzeugt werden.

Es ist nun interessant, die Spannung in den Verdünnungsreihen zu verfolgen. Zunächst tritt eine hochgradige Erhöhung des Zeitabfalls ein, und der maximale Zeitabfall wird in einer früheren Verdünnung erreicht. Außerdem tritt der Wasserwert schon bei $10^{-6}$ ein, also im Prinzip derselbe Vorgang, wie er bei frischen und schweren entzündlichen Erkrankungen zu beobachten ist, nur sind die Werte so hoch, wie sie beim Menschen nie beobachtet werden können. Werden mit solchen Seren Pufferungsbestimmungen gemacht, so zeigt sich, daß diese Pufferungsfähigkeit im höchsten Maße herabgesetzt ist. Im Verlauf von etwa 2—3 Wochen verschiebt sich dann langsam das Bild. Die Kurven verlaufen gedämpfter, der Zeitabfall wird kleiner und der maximale Zeitabfall tritt wiederum bei $10^{-4}$ auf, ist aber kleiner als beim Normalserum. Der Wasserwert wird erst bei $10^{-8}$ erreicht. Dieses Bild bleibt lange erhalten, und in dieser Zeit sind dann am Ohr Papillome zu beobachten, die Kurve ähnelt schon sehr der des Carcinomserums, nur ist die Ausgangsspannung im Vergleich zu den Befunden beim Carcinom noch zu tief.

Vergleicht man nun des weiteren die Befunde am Tier mit den Spannungsmessungen, so ergibt sich, daß sich die Spannung beim Carcinomtier in der Ausgangsspannung im Laufe der Zeit wieder etwas hebt, und daß sich dann ungefähr mit dem Auftreten der sicheren malignen Entartung eine Kurve entwickelt, die der des menschlichen Carcinoms durchaus ähnlich ist.

Ganz anders verhalten sich die Tiere, die Lebercirrhosen bekommen. Bei ihnen tritt nach dem Stadium des gedämpften Kurvenverlaufs ungefähr zugleich mit dem Verschwinden der Papillome von neuem eine stärkere Lipoidwirkung und ein Nachlassen der Eiweißwirkung ein. Die Werte sind nicht so hoch wie am Anfang, jedoch gegenüber des Carcinomserums vollkommen verschieden. Dieser Befund kann über Monate erhalten bleiben, und erst kurz vor dem Tode kommt es wieder zu einer Erhöhung der Eiweißwirkung, so daß die Zeitabfälle wieder kleiner werden und der Kurvenverlauf dem Normalserum ähnlicher wird. Ungefähr zu diesem Zeitpunkt wird auch die TAKATAsche Reaktion im Serum der Tiere positiv.

Diese Befunde waren zunächst überraschend, so daß nach etwaigen Fehlerquellen gesucht wurde. Es ist vor allem einzuwenden, daß bei Kaninchen, wenn auch nicht häufig, spontane Lebercirrhosen zur Beobachtung kommen. In der Literatur sind jedoch nirgends derartige hochgradige Veränderungen und derartige Mengen von Ascites beschrieben. Außerdem gelang es ohne Mühe, die Versuche zu reproduzieren. Es bleibt aber merkwürdig, daß bei einem gewissen, wenn auch geringen Prozentsatz es doch zur Ausbildung von Tumoren kommt, während die andern schwerste Lebercirrhosen haben und im ganzen Körper nirgends ein Anhalt für das Bestehen eines Tumors zu finden war, obwohl diese Tiere häufig sehr viel länger gelebt haben und demzufolge auch größere Mengen von Teer bekamen. Zeitweise bestand sogar direkt der Eindruck, als ob die Ausbildung der Lebercirrhose die maligne Entartung am Ohr verhindern würde. Das Studium der Literatur zeigte nun, daß es schon Domagk und Babes gelungen war, auf demselben Wege experimentelle Lebercirrhosen zu erzeugen, und daß diese ebenfalls das Auftreten von Krebsen am Ohr vermißten. Aber ihre Leberveränderungen und auch der Ascites waren lange nicht so hochgradig, und soviel aus den Arbeiten zu entnehmen ist, gelang eine Reproduktion der Versuche nicht ohne weiteres.

Aus vorliegenden Versuchen kann geschlossen werden, daß zunächst einmal, wie schon früher betont, die Erzeugung von Tumoren mittels Teer, in unserem Fall Carboneol, völlig andere Verschiebungen im Serum des Kaninchens bedingt, wie sie bei menschlichen Spontantumoren beobachtet werden. Bei den vielen Tausenden von menschlichen Serumuntersuchungen konnte nie eine Kurve gefunden werden, die dem präcancerösen Stadium beim Kaninchen entsprechen würde. Des weiteren muß nach den Untersuchungen angenommen werden, daß Teerpinselungen sofort eine erhebliche Allgemeinwirkung auf das Tier und sein Serum ausüben. Warum es bei einigen Tieren zur Ausbildung von Tumoren kommt, während die anderen Lebercirrhosen bekommen, war nicht sicher zu klären. Es kann aber wohl mit einiger Sicherheit angenommen werden, daß die zufällig gewählte Dosierung die Hauptrolle dabei spielt. Wird wie üblich gepinselt, so werden im selben Prozentsatz, wie in der Literatur angegeben, Tumoren erzielt und niemals Lebercirrhosen gesehen. Es sei aber nochmals besonders betont, daß sich das Serum bei Carcinomtieren genau so verhält, wie oben beschrieben. Daß bei der Dosierung in 14 tägigen Abständen doch einzelen Tumoren beobachtet werden, liegt sicher daran, daß die Dosierung mittels Pinselung niemals gleich sein kann, und daß verschiedene Mengen des carcinomerzeugenden Stoffes resorbiert werden.

Daher wurde nach einem carcinogenen Stoff gesucht, der injizierbar ist und dessen Dosierung aus diesem Grunde genau möglich ist. Die Versuche waren 1936 ebenso weit gediehen, um dieser Frage näherzutreten, als die Arbeiten von Cook und anderen bekannt wurden. Und seit 1936 wurde nun auch mit Benzpyren gearbeitet. Die Ergebnisse sind aber derartig widersprechend und vieldeutig, daß sie bis heute noch nicht alle geklärt werden konnten. Zunächst sei vorweggenommen, daß es mit Pinselungen, wie sie von Domagk und in neuerer Zeit von Klinge und Lauber u. a. beschrieben wurden, ebenfalls ohne weiteres gelang, Tumoren zu erzeugen. Es ist wichtig, zu erwähnen, daß sich das Serum dabei genau so verhält wie beim Teertier.

Wir legten jedoch Wert darauf, das Benzpyren zu injizieren, und stellten zu diesem Zwecke eine 1proz. Lösung in reinem Olivenöl her. Dieses Präparat wurde nun Kaninchen in wechselnden Mengen gegeben. Im Verlauf einer 3jährigen Beobachtung sind folgende Ergebnisse zu verzeichnen: Es können zwischen 1 und 5 ccm der obigen Lösung subcutan gegeben werden, und zwar sind es Gesamtmengen von 2—3 g und in einer Zeitdauer von 1—2 Jahren, ohne daß Tumoren zu beobachten sind. Die Tiere verlieren je nach Menge der gegebenen Benzpyren-Olivenöl-Mischung die Freßlust und gehen dann ein. Auch bei der Sektion können keine Tumoren gefunden werden. Wird wöchentlich mehrmals gespritzt, so findet sich noch nicht resorbiertes Öl unter der Haut, wohl weil das Tier mit der Resorption nicht mehr nachkommt. Interessant ist nun, daß bei Tieren, bei denen nach einer Gesamtmenge von etwa 1 g Benzpyren, vorausgesetzt, daß dieses nicht auf einmal, sondern im Verlauf von mindestens 2 Monaten gegeben wird, etwa 4 Wochen nach Aufhören der Injektion massenhaft Tumoren auftreten, die sehr schnell wachsen und den baldigen Tod des Tieres herbeiführen. Bei diesen Tieren können dann Metastasen in fast allen Organen gefunden werden. Daraus kann geschlossen werden, daß die immer erneute Zufuhr von Benzpyren die Ausbildung von Tumoren verhindert. BAUER kam auf Grund anderer Überlegungen zu ähnlichen Resultaten. Es wurde nun weiter so vorgegangen, daß die Ausbildung der Tumoren abgewartet wurde und dann erneut Benzpyren gespritzt wurde. Es ergab sich aber, daß die Tiere noch schneller eingingen, es war aber auffällig, daß ein Wachstum der Tumoren nicht mehr beobachtet wurde und die fühlbaren Tumorknoten unter der Haut alle erweichten. Die laufende Untersuchung der Spannung ergibt dabei, daß nach Wiederaufnahme der Injektion beim tumorkranken Tier die Pufferungswirkung des Serums hochgradig absinkt. Nach kurzer Zeit ist die Pufferungsfähigkeit des Serums völlig erschöpft, und mit diesem Zeitpunkt tritt dann auch ein stetiges Absinken der Spannung im unverdünnten Serum ein. Die Senkung wird dann so hochgradig, daß die Spannung nicht mehr mit dem Leben vereinbar ist, so daß der Tod eintritt. Diese Vorgänge sind wohl zwangsläufig nur so zu erklären, daß durch das erneute Spritzen und das Erweichen und Zerfallen der Tumoren derartig viele oberflächenaktive Substanzen frei werden, daß sie von den abpuffernden Substanzen des Serums nicht mehr bewältigt werden können und dadurch die Spannung über das erträgliche Maß absinkt. Es wurde nun versucht, dieser Schwierigkeit zu begegnen. Ein Weg wäre der, ein und dieselbe Stelle zu spritzen, um die Vielzahl der ausgebildeten Tumoren zu verhindern. Dies gelingt nicht, da nach öfteren Injektionen Resorptionsschwierigkeiten an derselben Stelle eintreten. Darauf wurde versucht, möglichst frühzeitig von neuem zu injizieren. Dies gelang ebenfalls nicht, da dann immer schon mehrere Stellen eine maligne Entartung zeigen und die Tiere ebenfalls eingehen. Eine befriedigende Lösung dieser Frage gelang bis heute nicht.

Weiter wurde nun so vorgegangen, daß Ratten mit dem JENSEN-Sarkom geimpft wurden. Durch Entbluten von Ratten wurde zunächst festgestellt, wieviel Benzpyren nötig ist, um die Oberflächenspannung bei diesen Tieren eben zu ändern. Hierbei ergab sich eine Dosis von ungefähr 10 mg pro Woche. Darauf wurden 40 Ratten mit JENSEN-Sarkom geimpft, und 10 Ratten blieben Kontrollen; 30 Ratten wurden gespritzt. Von den 10 Kontrollratten starben

7 an Jensen-Sarkom. Von den 30 Ratten war nach ungefähr 7 Tagen bei 26 ein etwa haselnußgroßer Tumor fühlbar. Dann wurde erst mit der Benzpyrenbehandlung begonnen. Bei 2 von diesen 26 Tieren wuchs der Tumor weiter, blieb jedoch gegenüber dem der Vergleichstiere weitgehend zurück. Bei den übrigen kam es zu einer Erweichung desselben im Verlauf von 2—3 Wochen, die Tiere lebten sehr viel länger als die Kontrolltiere, gingen aber im Verlauf des nächsten halben Jahres alle ein. Nach dem Tode der Tiere waren histologisch keinerlei Veränderungen zu finden, die an ein Jensen-Sarkom denken ließen. Eine Erklärung der Todesursache ließ sich aber ebenfalls nicht finden. Es sei noch hinzugefügt, daß aus prinzipiellen Erwägungen heraus streng darauf geachtet wurde, daß das Benzpyren nicht in den Tumor oder seine unmittelbare Umgebung injiziert wurde. Diese Versuche beweisen wohl eindeutig, daß Benzpyreninjektionen in richtiger Dosierung und zeitlichem Abstand das Wachstum von Impftumoren verhindern bzw. verzögern können.

Nun kommen die merkwürdigsten Beobachtungen, die heute noch nicht erklärbar sind. Es wurde mehreren Kaninchen im Jahre 1937 zwischen 10 und 100 ccm der Benzpyren-Olivenöl-Lösung gegeben. Die Tiere bekamen erst nach 2—3 Jahren ziemlich plötzlich ein Ca. und gingen dann schnell ein. Das Wichtigste dabei ist, daß die Injektion auf einmal erfolgte. 2 Tiere, die 1 g Benzpyren auf einmal bekommen haben, wurden nach 18 Monaten getötet, und es konnte damals bei ihnen noch nirgends ein Anhalt für das Bestehen einer malignen Neubildung gefunden werden, aber auch die Injektionsflüssigkeit war vollständig resorbiert und keine Spur einer stattgehabten Injektion zu finden. Auch die Spannung, die zunächst absank, war dann bis kurz vor dem Tode völlig normal. Nebenbei konnte durch Injektion von reinem Olivenöl niemals eine Tumorbildung beobachtet werden.

Aus den Versuchen kann heute geschlossen werden, daß zunächst einmal naturgemäß die Menge des injizierten Benzpyrens eine wichtige Rolle spielt, daß aber die Art der Gaben dominierend wichtig ist. Tiere mit häufigen und kleinen Einzelgaben neigen besonders zur Tumorbildung, aber nur, wenn mit den Injektionen nach einer gewissen Zeit aufgehört wird. Wird immer weiter gespritzt, so kommt es niemals zur Ausbildung von Tumoren, und nach 1 bis $1^1/_2$ Jahren tritt der Tod ein, ohne daß pathologisch-anatomisch ein sicherer krankhafter Organbefund zu erheben wäre. Es findet sich lediglich unresorbiertes Öl unter der Haut. Wird mit den Injektionen nach einer bestimmten Menge, die meist nicht unter 1 g liegt, aufgehört, so kommt es in kürzester Zeit zum Auftreten von Tumoren. Durch neuerliche Gaben von Benzpyren wird der Eintritt des Todes stark beschleunigt, dagegen tritt eine deutliche Erweichung der Tumoren ein, was bei Kontrolltieren in dem Maße nie beobachtet wird. Damit dürfte es bis zu einem Grad wahrscheinlich sein, daß das Benzpyren ebenso das Auftreten von malignen Geschwülsten hervorrufen kann, wie es, in anderer Art gegeben, dieses Auftreten verhindern, ja sogar Impftumoren zum Verschwinden bringen kann. Aber wie gesagt, die Verhältnisse sind noch lange nicht klar und bedürfen ausgedehnter Nachprüfungen und Variationen der Versuche. Aus den ganzen Feststellungen geht jedoch mit Deutlichkeit hervor, daß der Dosierung der krebserzeugenden Substanz eine maßgebliche Rolle zukommt, und daß die Annahme von Bauer, daß krebserzeugende Substanzen auch in der Lage sein können, dem Krebswachstum bis zu einem gewissen Grade entgegenzuwirken, völlig zu Recht besteht.